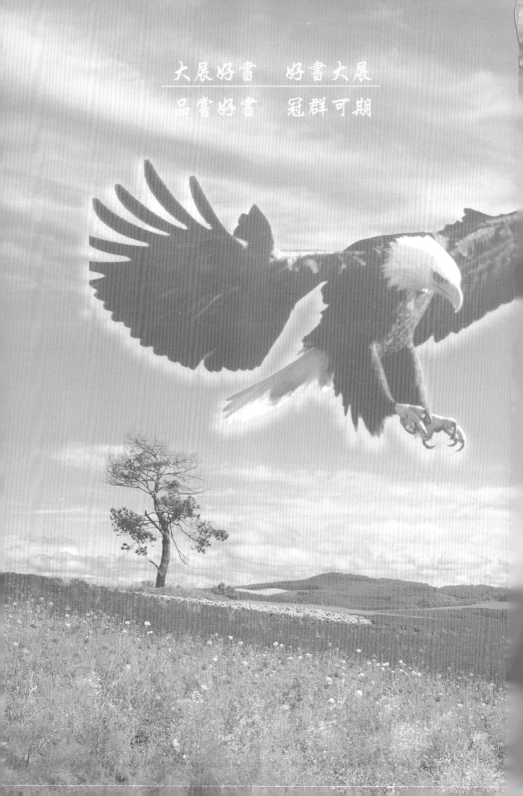

大展好書　好書大展
品嘗好書　冠群可期

大展好書　好書大展
品嘗好書　冠群可期

熱門新知14

骨科手術
進路歌訣

張元生／主編

品冠文化出版社

序

　　忽如一夜春風來，千樹萬樹梨花開。

　　中華文化光輝燦爛、源遠流長。我們的祖先爲普及教育、傳播知識，曾編寫許多内容豐富、形式多樣、易記易懂的通俗讀物，如《三字經》、《百家姓》等，幾乎家喻戶曉，可說是兒童識字的啓蒙老師。清代雍正年間，中國醫學方劑學家汪昂博採三百餘藥方，用詩歌體裁編著成《湯頭歌訣》，深受初學者歡迎，爲中國醫學的繁榮、發展添磚增瓦。

　　本書作者是位骨科學家，在他從醫的生涯中深感骨科手術的關鍵是選擇正確的手術入路、熟悉每一入路的解剖層次與結構，尤其是毗鄰的重要神經血管。如果手術入路正確，術中解剖層次分明，解剖關係清晰，手術過程必然順利；反之，就會給術者帶來困難，給患者造成不良後果。所以，在浩瀚的醫學著作中以手術入路爲題材的書籍，要推骨科爲牛耳。對於初入門的骨科醫生來說，要記住如此繁多的手術入路十分不易。早在幾年前本書作者在先賢的啓發下，已著手編著《骨科手術進路歌訣》，並在一些醫院徵求意見，均認爲這是骨科領域中別具一格的新書。

　　此次出版社送來樣稿，我有幸先睹全書，認爲有

以下特點：

　　一、全面：此書涵蓋四肢骨、關節以及脊柱，分為十一個部分，共計六十八個手術入路，充分體現一本著作的完整性與系統性。

　　二、準確：體現在每一手術入路都是有據可查的經典方法，經受過長期臨床實踐的檢驗；同時，對每一手術入路的語言表達不僅精練，也很準確。

　　三、形象：書中用了不少比喻，如描述肩關節前側進路「肩峰喙突腋窩前，三點之間一線連，肩前切口像拐杖，適用範圍最廣泛。」將肩前切口喻為拐杖，形象逼真、語言生動、閱後不忘。

　　四、配圖：每一手術切口都配插圖。書以圖增色，圖依書長存。更重要的是讀者能從圖中領略歌訣的要領。如「肩前切口像拐杖」一句，雖然比喻很形象，實際理解卻抽象，究竟杖頭位於何處，杖尾指向何方？看了插圖，則一覽無遺，不費猜想。

　　五、注釋：歌訣形式常受字數限制，有許多醫學名詞、術語未能充分表達。作者採用注釋方式來彌補歌訣的不足，如描述肩關節後側進路「切斷三角肌後部，岡下小圓無處藏，旋肱後A腋神經，術中注意莫損傷」，如無注釋，第二、三句的意思則很難領會。

　　此書作為一本手冊，常置於手邊，隨想隨翻，益在其中，樂亦融融。

羅永湘

華中科技大學同濟醫學院附屬同濟醫院

前　言

　　骨科手術進路是骨科醫生必須掌握的基本知識。正確合理的手術進路操作方便、顯露清楚、減少出血、減輕組織損傷、縮短手術時間、對手術部位的外觀和日後功能影響相對較小；也有利於術後切口癒合。

　　國內沈馮君、侍德、朱通伯和苗華等專家、學者曾經給我們奉獻過骨科手術進路方面的多部專著，對提高廣大骨科醫生的手術品質起了「航標」的作用，深受歡迎。

　　爲了使青年骨科醫生在短時間內對人體全身數十種常用的骨科手術進路有一個粗淺的瞭解，或者在你上手術臺之前的幾分鐘內復習一下當日所要施行的手術進路之要點，筆者將零星編寫的《骨科手術進路歌訣》整理成冊，希望能對同道們學習和鞏固骨科專業知識有所幫助。

　　如果說先前出版的各位名家大部頭骨科手術進路是一桌豐盛的宴席，那麼，《骨科手術進路歌訣》恰似一份「速食」。你有閒暇時可以慢慢品嘗各種美味佳餚。你的工作十分忙碌時，一份速食也能爲你提供足夠的「卡路里」。

　　《骨科手術進路歌訣》以苗華教授編著的《骨科手術入路解剖學》爲藍本，並參閱其他多種骨科專著編撰成歌訣73首，對手術切口、解剖層次、局部主要結構以及術中注意點用簡潔扼要的歌訣韻語進行表述，讀起來朗朗上口，易學、易記，不易忘。如果你的解剖學基礎紮實，這本書對你來說將是一份名副其實的「專業速食」。

　　由於筆者文字功底及專業知識水準有限，書中錯漏之處在所難免，懇切希望先輩同道們批評指正。

張元生

目　錄

第一部分

肩 關 節

一、肩關節前側進路

二、經肩峰進路

三、肩關節外側進路

四、肩關節後側進路（肩胛岡切口）

一、肩關節前側進路

適應證

（1）肱骨外科頸骨折切開復位術；

（2）肩關節融合術；

（3）習慣性肩關節脫位修復術；

（4）肩關節成形術；

（5）人工肩關節置換術；

（6）肩關節結核病灶清除術；

（7）肱二頭肌長頭腱斷裂修補術。

歌　訣

肩前切口有多種，　　掌握一種也夠用；

根據習慣自選擇，　　結合臨床巧變通。

．．．．．．．．．．．．．．．．．．．．．．．．．．．．

肩峰喙突腋窩前，　　三點之間一線連；

肩前切口像拐杖，　　適用範圍最廣泛。

．．．．．．．．．．．．．．．．．．．．．．．．．．．．

三角肌與胸大肌，　　頭靜脈是分界線；①

分別向內向外牽，　　暴露喙肱二頭短。②

．．．．．．．．．．．．．．．．．．．．．．．．．．．．

切斷喙突聯合腱，③　肩胛下肌止點現；

扁腱覆蓋關節前，　　常與關節囊相連。

．．．．．．．．．．．．．．．．．．．．．．．．．．．．

肌皮神經腋神經，　　操作不當有危險；④
術中上臂勿外展，　　神經血管可倖免。⑤

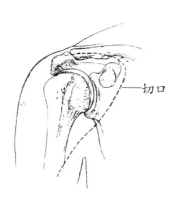

圖①示意圖

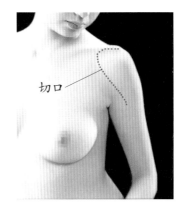

圖②人體實例圖

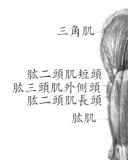

圖③解剖層次圖

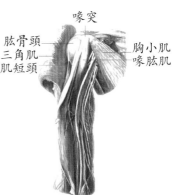

圖④局部解剖層次圖

圖1-1　肩關節前側切口

【注釋】

① 頭靜脈是分界線——走行於三角肌胸大肌溝內的頭靜脈是三角肌與胸大肌的分界線，術中頭靜脈可隨三角肌向外牽，也可隨胸大肌向內牽。

② 暴露喙肱二頭短——牽開三角肌和胸大肌即可暴露止於喙突的喙肱肌和肱二頭肌短頭聯合腱。

③ 切斷喙突聯合腱——如果需要充分顯露，可將喙肱肌肱二頭肌短頭聯合腱在喙突起點下方1cm處切斷，也可將喙突頂端鑿下。

④ 肌皮神經腋神經，操作不當有危險——肌皮神經在喙突下方5～8cm處進入喙肱肌，在分離喙肱肌時應在該肌的外側緣進行。向下牽拉喙肱肌時拉力不可過大，也不要牽得太遠，以免損傷肌皮神經，引起屈肘肌麻痹。切斷肩胛下肌時，應保持上肢外旋位，使腋神經遠離切口線，可免於損傷。

⑤ 術中上臂勿外展，神經血管可倖免——腋動脈被臂叢包繞。臂叢位於胸小肌深層，上肢外展時，此神經血管束緊張並抵至喙突頂端的手術區域；臂內收時，此神經血管束則鬆弛遠離喙突。因此，在喙突部進行操作時應注意保持上肢於內收位。

二、經肩峰進路

適應證

（1）肩袖破裂修補術；

（2）肱二頭肌長頭腱固定術；

（3）肩峰下撞擊症的肩峰成形術；

（4）盂肱關節前方不穩定的修復；

（5）肱骨外科頸骨折或大結節骨折切開復位術；

（6）肱骨頭假體置換術。

歌　訣

摸準肩峰作標記，　　向前向後五厘米；①

弧形切口肩上騎，　　鈍性推開肩峰皮。②

‥‥‥‥‥‥‥‥‥‥‥‥‥‥‥‥‥‥‥‥‥‥

切開喙肩韌帶蒂，③　鈍性分開三角肌；

縱向切開滑囊壁，　　關節結構收眼底。

【注釋】

①向前向後五厘米——從肩峰向前切開 5 厘米（cm），向後切開 5 cm，連接起來就是長10cm的弧形切口。

②鈍性推開肩峰皮——推開肩峰骨膜。

③切開喙肩韌帶蒂——切斷喙肩韌帶。此處「蒂」字為了押韻。

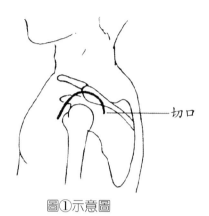

圖①示意圖 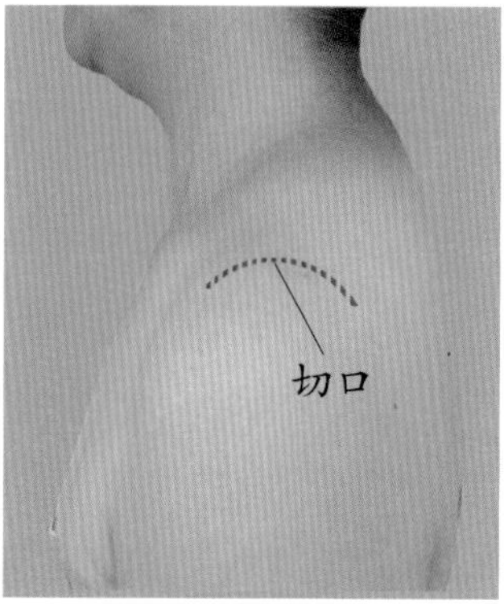　　　　圖②人體實例圖

圖1-2　經肩峰切口

三、肩關節外側進路

適應證

（1）肱骨大結節移位骨折切開復位術；

（2）三角肌下滑囊切除術；

（3）岡上肌腱修補術；

（4）肱骨髓內釘插人術；

（5）肱骨大結節活檢術。

歌　訣

刀尖插入肩峰頂，①　　向下縱切五公分；

通過大結節中點，　　　沒有血管和神經。

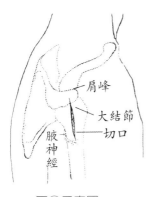

圖①示意圖

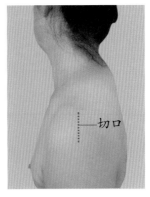

圖②人體實例圖

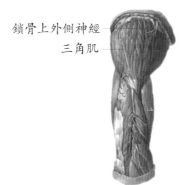

圖③解剖層次圖

圖1-3　肩關節外側切口

【注釋】

① 刀尖插入肩峰頂——切口從肩峰外側開始。

四、肩關節後側進路
（肩胛岡切口）

適應證

（1）習慣性肩關節脫位修復術；

（2）肩關節後方游離體摘除術；

（3）肩胛盂後部腫瘤切除術；

（4）肩關節化膿性關節炎切開引流術。

歌　訣

切口位於背上方，　　沿途緊貼肩胛岡；

肩峰下緣爲起點，　　約需十二公分長。

. . . .

切斷三角肌後部，　　岡下小圓無處藏；①

旋肱後 A 腋神經，②　術中注意莫損傷。

【注釋】

① 岡下小圓無處藏——切開三角肌後部即可暴露岡下肌和小圓肌。

② 旋肱後A腋神經——旋肱後A，此處「A」代表動脈，旋肱後動脈和腋神經從四邊孔處發出，術中注意勿損傷。

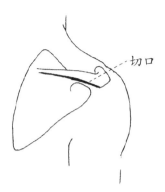

切口

圖①示意圖

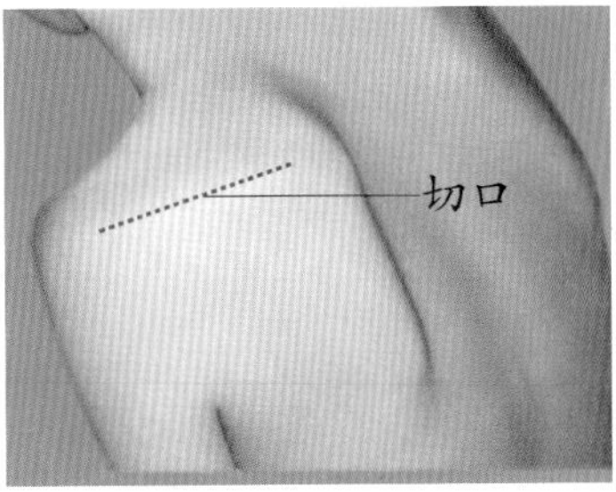

切口

圖②人體實例圖

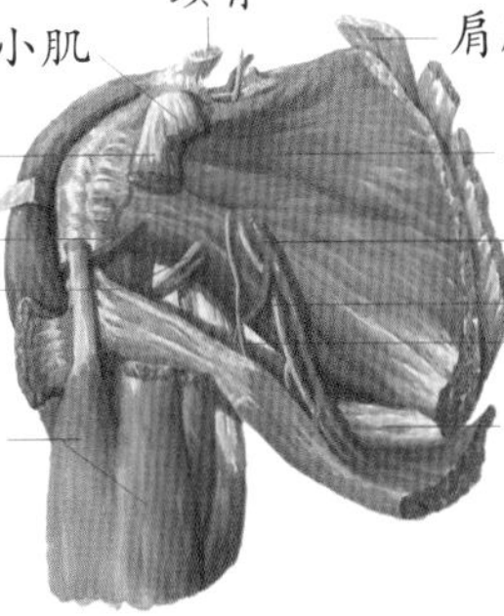

鎖骨

胸小肌

肱二頭肌短頭

旋肱前動脈

旋肱後動脈腋神經

肱二頭肌長短頭

肩胛提肌

肩胛下肌

肩胛下動脈

旋肩胛動脈
肩胛下神經

大圓肌

圖③解剖層次圖

圖1-4　肩關節後側切口

第二部分

肱　骨

一、肱骨前外側進路

適應證
（1）肱骨幹骨折切開復位內固定術；
（2）肱骨慢性骨髓炎病灶清除術；
（3）肱骨腫瘤活檢術或腫瘤切除術；
（4）肱骨骨折不癒合或畸形癒合的手術。

歌　訣
當以喙突爲起點，　　順沿三角肌內緣；
經由肱二頭外側，①　根據需要向下延。②
. . . .
上端保護頭靜脈，　　深層切斷旋肱前；③
中段注意橈神經，④　剝離緊貼骨表面；
中下三分之一處，　　顯露肱肌肱橈間。⑤

【注釋】
①　經由肱二頭外側——切口從三角肌、胸大肌間溝向肱二頭肌外側緣延伸。
②　根據需要向下延——根據手術需要，切口可延伸到近側屈肘紋上方5cm。
③　深層切斷旋肱前——在切口上段深層有旋肱前動脈由內向外穿越手術區，可以切斷結紮。
④　中段注意橈神經——在肱骨幹中段，橈神經緊貼骨

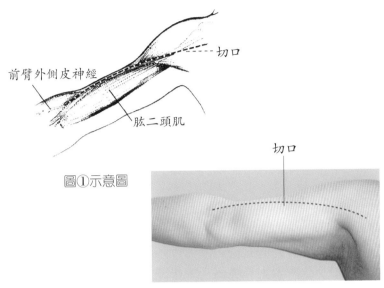

前臂外側皮神經

切口

肱二頭肌

圖①示意圖

切口

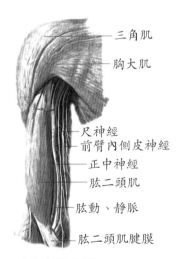

圖②人體實例圖

三角肌

胸大肌

尺神經

前臂內側皮神經

正中神經

肱二頭肌

肱動、靜脈

肱二頭肌腱膜

圖③解剖層次圖

圖2-1　肱骨前外側切口

幹後方的橈神經溝走行，必須嚴格執行骨膜下剝離，以免損傷橈神經。

　　⑤ 中下三分之一處，顯露肱肌肱橈間——在上臂中、下1/3交界處，橈神經穿過外側肌間隔行於肱肌和肱橈肌之間，分開上述兩肌可游離出橈神經。

二、肱骨遠端前外側進路

適應證
（1）肱骨外髁骨折切開復位內固定術；
（2）肱骨遠端骨腫瘤活檢或腫瘤切除術；
（3）肘內翻截骨矯正術；
（4）網球肘的手術治療。

歌　訣
摸到肱骨外上髁，　　順沿骨嵴向上走；①
五六公分已足夠，　　內側肱橈外三頭；②
若需延長向下切，③　神經血管都沒有。

【注釋】
　　① 順延骨嵴向上走——肱骨外上髁嵴比內上髁嵴長，它向近側延伸，幾乎到達三角肌粗隆。肱骨遠端外側切口從肱骨外上髁順沿外上髁嵴向近側切開5～6cm。
　　② 內側肱橈外三頭——切開皮膚及筋膜後，尋找肱橈肌與肱三頭肌間隔；將內側的肱橈肌向內側牽開，外側的肱

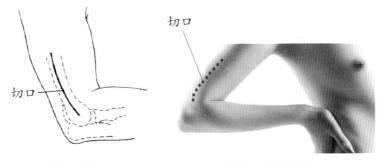

圖①示意圖　　　　　圖②人體實例圖

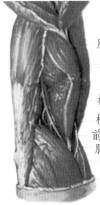

肱肌
肱三頭肌

橈側副動、靜脈
橈神經
前臂外側皮神經
肱橈肌
橈側腕長伸肌
橈側腕短伸肌

圖③解剖層次圖

圖2-2　肱骨遠端前外側切口

三頭肌向外側牽開。

　　③ 若需延長向下切，神經血管都沒有——因為橈神經位於切口線上方，故此進路不可向近側擴展。此進路可向遠側延伸到橈骨頭。

三、肱骨後側進路

適應證

（1）伴有橈神經損傷的肱骨幹骨折；

（2）橈神經探查術；

（3）肱骨幹骨折骨不連的手術；

（4）骨腫瘤活檢及切除術；

（5）骨化性肌炎的手術。

歌　訣

肩峰鷹嘴畫連線，　切開中段和下段；①

肱三長頭外側頭，②　分別向內向外牽。

．．．．．．．．．．．．．．．．．．．．．．．．．．．．．．．．

下段劈開共同腱，③　短頭緊貼肱骨幹；④

橈神經在溝中旋，⑤　游離出來才安全。

【注釋】

① 切開中段和下段——將肩峰與鷹嘴連線平均分成三等分，後側進路常用於肱骨幹中、下段手術。因此，切開中段和下段已足夠。

② 肱三長頭外側頭——肱三頭肌長頭起自肩胛骨的盂下結節，外側頭起自橈神經溝上方。切開深筋膜後分別將長頭向內牽開，外側頭向外側牽開。

③ 下段劈開共同腱——在臂的下1/3段，肱三頭肌長頭

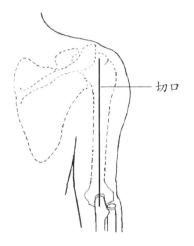

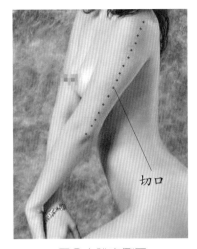

切口

切口

圖①示意圖　　　　　圖②人體實例圖

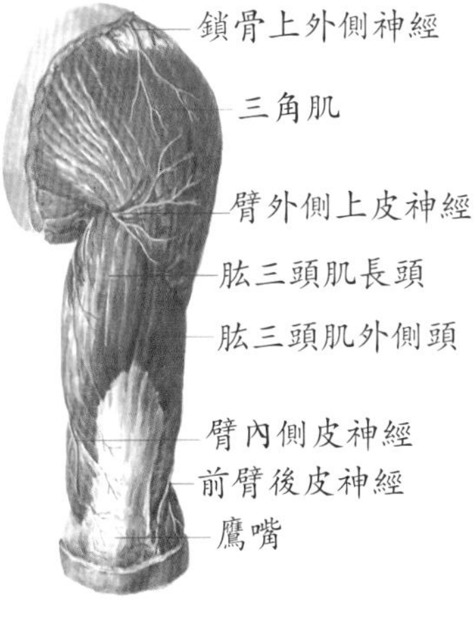

鎖骨上外側神經

三角肌

臂外側上皮神經

肱三頭肌長頭

肱三頭肌外側頭

臂內側皮神經

前臂後皮神經

鷹嘴

圖③解剖層次圖

圖2-3　肱骨後側切口

和外側頭匯合成一個共同腱，術中須將共同腱縱形劈開。

④短頭緊貼肱骨幹——肱三頭肌短頭緊貼肱骨幹。

⑤橈神經在溝中旋——橈神經在肱骨幹橈神經溝中由後上方向前下方走行。

第三部分

肘 關 節

一、肘後側進路

適應證

（1）陳舊性肘關節脫位切開復位術；

（2）肘關節成形術；

（3）肱骨髁上骨折切開復位與內固定術；

（4）肘關節融合術；

（5）肘關節切除術；

（6）肘關節後側游離體摘除術；

（7）肘關節結核病灶清除術。

歌　訣

肘後切口「S」形，　　起自肘上五公分；

鷹嘴內側向外轉，　　再沿尺骨向下行。

．．．．．．．．．．．．．．．．．．．．．．．．．．．．．．

首先游離尺神經，　　切斷鷹嘴暴露清。①

【注釋】

① 切斷鷹嘴暴露清——術中切斷尺骨鷹嘴，將鷹嘴連同肱三頭肌腱向上翻開可清楚顯露手術視野。也有人主張選用肱三頭肌舌形瓣切口或劈開肱三頭肌腱。

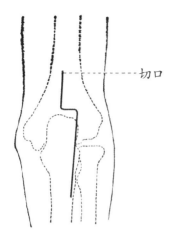

圖①示意圖

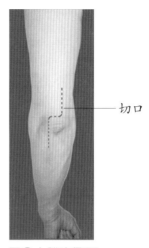

圖②人體實例圖

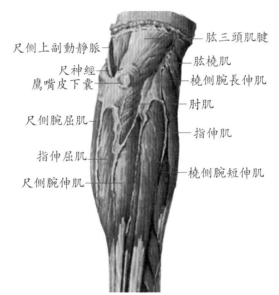

尺側上副動靜脈

尺神經

鷹嘴皮下囊

尺側腕屈肌

指伸屈肌

尺側腕伸肌

肱三頭肌腱

肱橈肌

橈側腕長伸肌

肘肌

指伸肌

橈側腕短伸肌

圖③解剖層次圖

圖3-1　肘關節後側切口

二、肘內側進路

適應證

（1）尺神經探查術；

（2）尺骨鷹嘴骨折切開復位與內固定術；

（3）肱骨內上髁骨折切開復位與內固定術。

歌　訣

以內上髁爲中心，　　切口需要十公分；①

溝中找到尺神經，　　再向遠近兩端分。

・・・・・・・・・・・・・・・・・・・・・・・・・・・・・・・・

近端肱肌三頭間，②　遠側指深屈表面；③

剝離緊貼骨膜下，　　手術當中保安全。

【注釋】

①　切口需要十公分——切口以內上髁爲中心，向上、向下各占5cm，全長約10cm。

②　近端肱肌三頭間——先在尺神經溝內找到尺神經（內上髁與尺骨鷹嘴之間的「峽谷」是尺神經溝），然後分別向上臂和前臂游離尺神經；在肘上，尺神經位於肱肌與肱三頭肌之間。

③　遠側指深屈表面——在尺神經溝的遠側，尺神經走行於指深屈肌的表面。

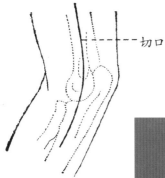

圖①示意圖

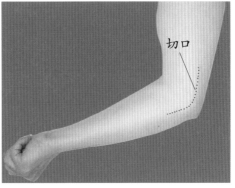

圖②人體實例圖

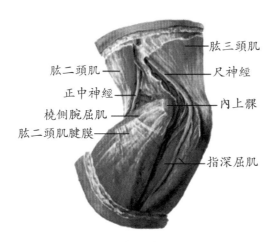

圖③解剖層次圖

圖 3-2　肘關節內側切口

三、肘後外側進路（1）

適應證

（1）橈骨頭切除術；

（2）橈骨頸骨折切開復位術；

（3）人工橈骨頭置換術。

歌　訣

起自肱骨外上髁，　　沿著皮紋向下走；

直接越過橈骨頭，　　五六公分已足夠。

· ·

牽開尺側腕伸肘，①　暴露關節囊外周；②

避免損傷橈神經，　　前臂旋前莫旋後。③

【注釋】

①　牽開尺側腕伸肘——切開深筋膜後，將尺側腕伸肌及肘肌分別向內側、向外側牽開。

②　暴露關節囊外周——牽開尺側腕伸肌及肘肌即可暴露關節囊的前側、外側和後側。

③　前臂旋前莫旋後——切開關節囊之前將前臂充分旋前可使橈神經深支遠離切口，避免損傷橈神經深支。

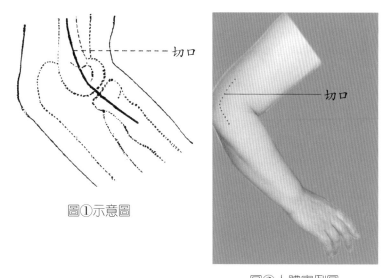

圖①示意圖　　　　切口

圖②人體實例圖　　　切口

圖 3-3　肘關節後外側切口（1）

四、肘後外側進路（2）

適應證

（1）橈骨頭切除術；

（2）橈骨頸骨折切開復位術；

（3）人工橈骨頭置換術。

歌　訣

肱骨外上髁後緣，　切口斜向尺骨幹；

長約五至六公分，　這條進路最安全。

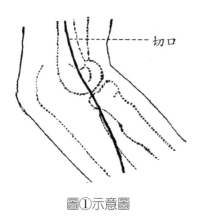

圖①示意圖

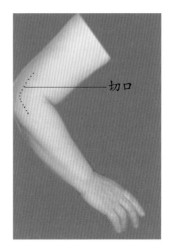

圖②人體實例圖

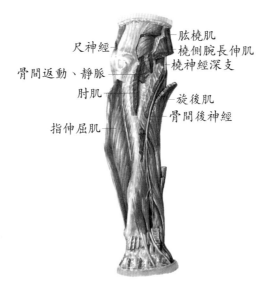

圖③解剖層次圖

圖 3-4　肘關節後外側切口

五、肘前側進路

適應證

（1）肱骨髁上骨折合併肱動脈損傷探查術；

（2）正中神經損傷探查修復術；

（3）橈神經損傷探查修復術；

（4）肱二頭肌腱斷裂固定術。

歌　訣

屈肘紋上五厘米，① 　肱二頭肌內緣起；

肘窩內側向外轉， 　　橫形切到肱橈肌。②

…………………………………………………

肱橈內側向下走， 　　四五公分已足夠；

肘前切口「S」形， 　　神經血管比較多。

…………………………………………………

找到肱肌肱橈肌， 　　先將橈神經游離；③

切開二頭肌腱膜， 　　肱動靜脈緊相依。④

…………………………………………………

正中神經在內側，⑤ 　肌皮神經在淺區；⑥

熟悉解剖操作細， 　　手術安全且順利。

【注釋】

①屈肘紋上五厘米——屈肘紋上方5cm肱二頭肌內側緣為切口的起點。

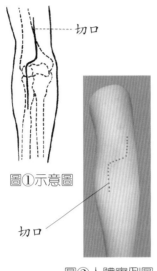

圖①示意圖

切口

圖②人體實例圖

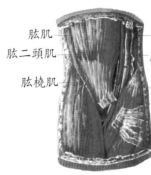

肱肌 —— 正中神經
肱二頭肌 —— 肱動、靜脈
肱橈肌 —— 旋前圓肌
橈側腕屈肌
肱二頭肌腱膜

圖③解剖層次圖

圖 3-5　肘關節前側切口

② 橫形切到肱橈肌——切口到達肘窩內側時向外轉彎，沿屈肘橫紋切到肱橈肌內側（這一段為橫形切口），再沿肱橈肌內側向下切開5cm。

③ 先將橈神經游離——先在肱肌與肱橈肌之間找到橈神經，將它游離出來加以保護。

④ 肱動靜脈緊相依——切開肱二頭肌腱膜後就可以見到相隨而行的肱動脈和肱靜脈。

⑤ 正中神經在內側——正中神經走行於肱動脈內側。

⑥ 肌皮神經在淺區——切開深筋膜後可以見到從肱二頭肌肌腱與肱肌之間穿出的前臂外側皮神經，它是肌皮神經的感覺支，應加以保護。

第四部分
橈骨和尺骨

一、橈骨前側進路

適應證

（1）橈骨骨折切開復位內固定術；

（2）橈骨骨折骨不連切開復位植骨固定術；

（3）橈骨截骨術；

（4）橈骨骨髓炎的手術；

（5）橈骨粗隆的前側暴露。

歌　訣

肱二頭腱外側緣，①　橈骨莖突腕掌面；

兩點之間一線牽，　　根據需要切一段。②

‧‧‧‧‧‧‧‧‧‧‧‧‧‧‧‧‧‧‧‧‧‧‧‧‧‧‧‧‧

橈側腕屈肱橈間，　　橈動靜脈仔細辨；③

拇長屈肌旋前方，④　都在橈骨幹上纏。

‧‧‧‧‧‧‧‧‧‧‧‧‧‧‧‧‧‧‧‧‧‧‧‧‧‧‧‧‧

中段覆蓋旋前圓，⑤　指淺屈肌起始點；

近段剝開旋後肌，　　才能暴露橈骨幹。

【注釋】

①肱二頭肌腱外緣——肘關節屈曲時，在肘窩處可以清楚地摸到肱二頭肌肌腱。

②根據需要切一段——根據病損部位和手術需要，在肱二頭肌肌腱與橈骨莖突掌側面的連線上切開一段。

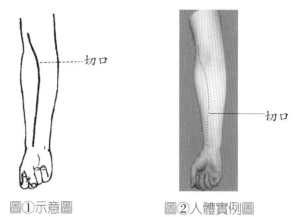

圖①示意圖　　　　圖②人體實例圖

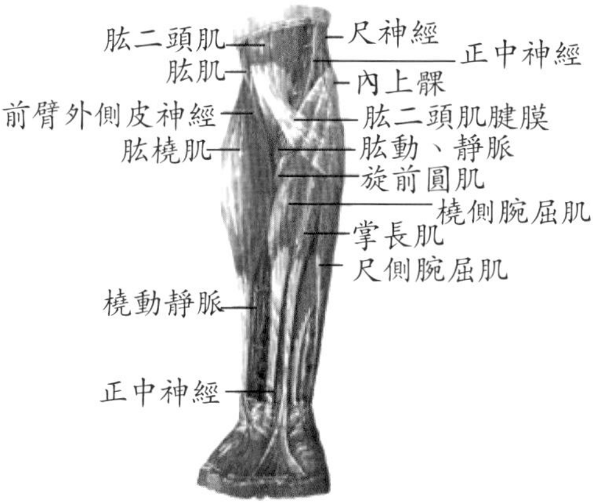

圖③解剖層次圖

圖 4-1　橈骨前側切口

③ 橈動靜脈仔細辨——分開肱橈肌和橈側腕屈肌間隙，在肱橈肌深面找到橈動脈和橈靜脈；橈靜脈是兩根，將橈動脈夾在中間。

④ 拇長屈肌旋前方，都在橈骨幹上纏——拇長屈肌和

旋前方肌分別起、止於橈骨中下1/3前側及後外側骨面。

⑤ 中段覆蓋旋前圓,指淺屈肌起始點——橈骨中1/3段的前面為旋前圓肌和指淺屈肌覆蓋,旋前圓肌止點在橈骨中段外側,指淺屈肌起點在橈骨中段前側。

二、尺骨後側進路

適應證

(1) 尺骨骨折切開復位內固定術;

(2) 尺骨骨折延遲癒合或不癒合的手術;

(3) 尺骨截骨術;

(4) 尺骨慢性骨髓炎手術;

(5) 尺骨其他手術。

歌　訣

尺骨全長在皮下,　　摸著骨面往前畫;
連成鷹嘴莖突線,① 尺側腕伸腕屈間。②
....
根據需要切一段,　　肌肉分向兩側牽;③
神經血管偏掌側,④ 操作正規無危險。⑤

【注釋】

① 連成鷹嘴莖突線——尺骨全長在皮下,可以清楚地摸到骨面,從鷹嘴到尺骨莖突畫一連線,稱為「鷹嘴莖突線」。根據手術需要,在該線上切開其中一段,暴露尺骨很

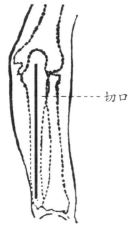

圖①示意圖

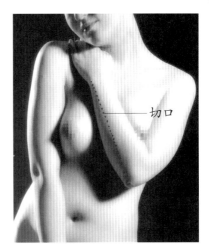

圖②人體實例圖

圖 4-2　尺骨後側切口

容易。

②尺側腕伸腕屈間——沿鷹嘴莖突線切開後，尺側腕伸肌及尺側腕屈肌分別位於尺骨的前後兩側。

③肌肉分向兩側牽——尺側腕伸肌牽向背側，尺側腕屈肌牽向掌側。

④神經血管偏掌側——尺動脈和尺神經走行在尺側腕屈肌與指深屈肌之間。此處「偏掌側」意為尺動脈和尺神經位於尺骨的掌側。

⑤操作正規無危險——術中必須嚴格執行骨膜下剝離才不會損傷尺神經、尺動脈和尺靜脈。

三、橈骨後側進路

適應證

（1）橈骨骨折切開復位內固定術；

（2）橈骨骨折不癒合或延遲癒合的植骨術；

（3）骨間後神經卡壓綜合症或頑固性網球肘減壓術；

（4）橈骨其他手術。

歌　訣

橈骨莖突背側丘，①　　連結肱骨外上髁；②

首先標出切口線，　　　前臂旋前莫旋後。③

· ·

外緣橈側腕短伸，　　　指總伸肌在毗鄰；④

遠段看到拇長展，　　　拇短伸肌夾中間。⑤

【注釋】

① 橈骨莖突背側丘——橈骨莖突背側可以摸到一個小結節，此處形容它像一個小山丘，意在押韻。

② 連結肱骨外上髁——橈骨莖突背側結節與肱骨外上髁之間畫一連線。為橈骨後側切口線。

③ 前臂旋前莫旋後——術中將前臂置於旋前位，不要旋後。一是便於手術操作，二是可以減少損傷橈神經的可能性。

④ 指總伸肌在毗鄰——切口的外緣是橈側腕短伸肌，

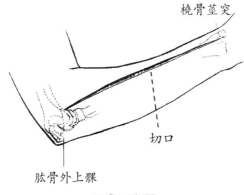

橈骨莖突

切口

肱骨外上髁

圖①示意圖

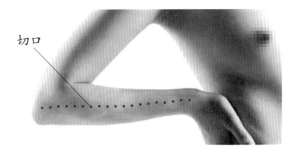

切口

圖②人體實例圖

圖 4-3　橈骨後側切口

指總伸肌與橈側腕短伸肌相鄰。

　⑤ 拇短伸肌夾中間——在切口遠段可以見到拇短伸肌，它位於橈側腕短伸肌與指總伸肌之間。

四、橈骨和尺骨近端後側進路

適應證

（1）尺骨近端骨折伴橈骨頭脫位切開復位術和環狀韌帶重建術；

（2）橈骨近端骨折切開復位術；

（3）尺骨鷹嘴骨折切開復位術；

（4）肱三頭肌肌腱撕脫修復術。

歌　訣

切口長約三四寸，　　起自肘上三公分；
肱三頭肌外側走，①　鷹嘴外緣向下行。
‧‧‧‧‧‧‧‧‧‧‧‧‧‧‧‧‧‧‧‧‧‧‧‧‧‧‧‧‧‧‧‧‧
緊貼尺骨向下切，　　沒有血管和神經；②
牽開尺骨兩側肌，　　尺側腕屈和腕伸。③

【注釋】

① 肱三頭肌外側走——切口從肘上3cm開始，沿肱三頭肌外緣向下經尺骨鷹嘴外緣切向尺骨背側，切口呈直線。

② 緊貼尺骨向下切，沒有血管和神經——術中嚴格執行尺骨骨膜下剝離橈側的肘肌和尺側腕伸肌，顯露旋後肌，並緊貼尺骨切斷旋後肌並牽向橈側，這樣就不會損傷位於旋後肌深面的橈神經深支。

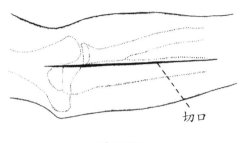

圖①示意圖

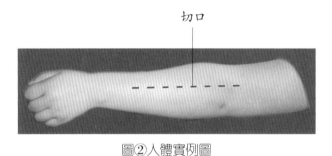

圖②人體實例圖

圖 4-4　橈骨和尺骨近端後側切口

③ 尺側腕屈和腕伸——將尺側腕屈肌和尺側腕伸肌分別向背側和掌側牽開。

第五部分
腕和手

一、腕關節背側進路

適應證

（1）腕關節滑膜切除和伸肌腱修復術；

（2）腕關節融合術；

（3）橈骨遠端結核、腫瘤的手術；

（4）橈骨遠端骨折脫位切開復位內固定術；

（5）近排腕骨切除術。

歌　訣

腕背可作縱切口，　　沿著中指伸腱走；①

所需長度隨樣定，②　七八公分已足夠。

. . . .

切開伸肌支持帶，　　肌腱都從管中過；③

顯露關節很容易，　　神經血管都沒有。④

【注釋】

①沿著中指伸腱走——腕背側切口多選在腕背正中，尺、橈骨莖突連線的中點，沿中指伸指肌腱切開，切口正好位於正中。

②所需長度隨樣定——腕背側切口一般情況下有8cm已足夠；腕近側3cm，腕遠側5cm，也可根據具體情況適當延長。

③肌腱都從管中過——腕背的伸肌腱在6個伸肌管內走

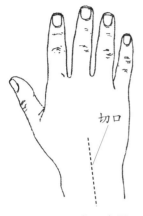
圖①示意圖

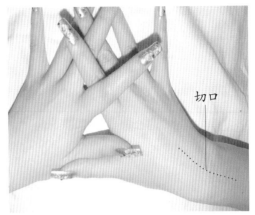
圖②人體實例圖

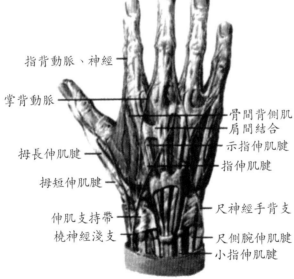

指背動脈、神經

掌背動脈

拇長伸肌腱

拇短伸肌腱

伸肌支持帶

橈神經淺支

骨間背側肌
肩間結合
示指伸肌腱
指伸肌腱

尺神經手背支

尺側腕伸肌腱
小指伸肌腱

圖③解剖層次圖

圖 5-1　腕關節背側切口

行。腕背縱切口須切開3~6纖維管，顯露其中的伸肌腱。

④ 神經血管都沒有——手背切口下方不存在主要的神經和血管。只要術中操作規範、輕柔，就不會損傷橈神經皮支和掌側的神經血管。

二、腕關節掌側進路

適應證

（1）橈骨遠端或腕骨骨折、脫位的切開復位內固定術；

（2）正中神經減壓，腕部正中神經斷裂的吻合術；

（3）腕部屈肌腱的滑膜鞘切除術，肌腱斷裂吻合術；

（4）腕管內腫瘤切除術；

（5）掌中間隙化膿感染的引流術。

歌　訣

腕掌切口彎弓形，　　掌部跟隨魚際紋；①
腕部要向尺側彎，　　近端拐回正中間；②
. . . .
正中神經位置淺，　　掌長橈側腕屈間。③
勿傷正中神經返，④　尺側切口可避免。
注意保護掌淺弓，⑤　仔細解剖無危險。

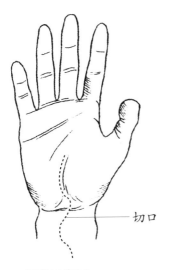

圖①示意圖

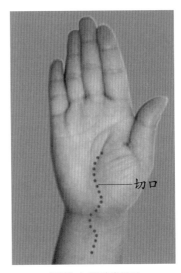

圖②人體實例圖

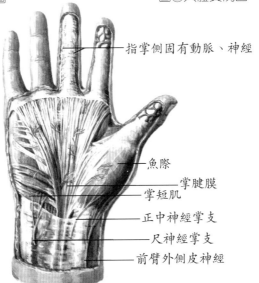

圖③解剖層次圖

圖 5-2　腕關節掌側切口

【注釋】

① 掌部跟隨魚際紋——腕掌側切口從手掌面的魚際紋尺側開始，勿超過虎口的水平線。切口與魚際紋伴行，但不能切在魚際紋上。

② 近端拐回正中間——腕掌側切口的近端從尺側拐回到正中線與掌長肌腱走行一致。

③ 掌長橈側腕屈間——正中神經的腕部位於掌長肌腱與橈側腕屈肌腱之間。

④ 勿傷正中神經返——正中神經返支也稱魚際支，在正中神經的尺側切開腕管可避免損傷返支。

⑤ 注意保護掌淺弓——掌淺弓相當於掌中橫紋平面，掌部切口不要超過掌近側1/3，即虎口水平線。直視下切開屈肌支持帶則無此危險。

三、尺神經掌側進路

適應證

（1）掌側進路探查尺神經；

（2）腕關節附近尺動脈斷裂的吻合術。

歌　訣

小魚際肌橈側緣，　　腕橫紋處急轉彎；①
豌豆骨上一直線，②　跟隨尺側腕屈腱。
· ·
牽開尺側腕屈肌，　　神經血管在眼前。③

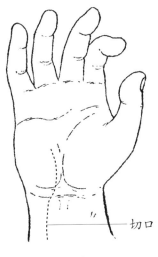

圖①示意圖

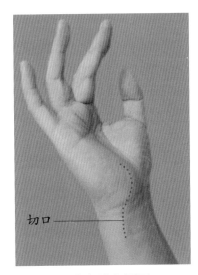

圖②人體實例圖

圖 5-3　尺神經掌側切口

【注釋】

① 腕橫紋處急轉彎——尺神經腕掌側手術切口起自小魚際肌橈側緣腕橫紋遠側2～3cm，切到腕橫紋處向尺側轉彎到達豌豆骨上方。

② 腕豆骨上一直線——切口到達腕豆骨上方沿尺側腕屈肌肌腱切開（豌豆骨上方是一直線切口）。

③ 神經血管在眼前——將尺側腕屈肌肌腱向尺側牽開，尺神經、尺動脈和尺靜脈即可暴露。

四、指屈肌腱掌側進路

適應證

（1）掌腱膜攣縮症的掌腱膜切除術；
（2）指屈肌腱的腱鞘手術；
（3）指神經血管束的修復術；
（4）指淺屈肌腱的修復術。

歌　訣

指掌切口有規定，① 兼顧皮紋特殊性；
術前美藍畫標記，　連線多呈「Z」字形。

‥‥‥‥‥‥‥‥‥‥‥‥‥‥‥‥‥‥‥‥‥

屈曲紋間對角線，　夾成銳角要避免；②
皮紋創口巧設計，　任何形狀都包含。③

【注釋】

① 指掌切口有規定——手掌和手指的掌側面切口，都要依據有利於傷口的癒合和日後不影響功能的原則，進行科學設計。切口不應與屈指橫紋和掌橫紋交叉，也不應直接切開上述皮紋。此處「規定」二字意在押韻。

② 夾成銳角要避免——要使切口在兩個皮膚橫紋之間呈對角線，夾角不宜小於90°，以免發生皮膚壞死。

③ 任何形狀都包含——手掌面的任何外傷性創口都可以設計在皮膚切口之中。

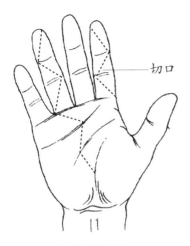

圖①示意圖

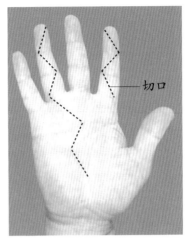

圖②人體實例圖

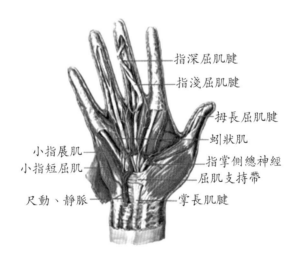

圖③解剖層次圖

圖 5-4　指屈肌腱掌側切口

（圖③標示）
指深屈肌腱
指淺屈肌腱
拇長屈肌腱
蚓狀肌
指掌側總神經
屈肌支持帶
掌長肌腱
小指展肌
小指短屈肌
尺動、靜脈
切口

五、指屈肌腱側方進路

適應證

（1）手指神經血管束的暴露；

（2）手指屈肌腱的暴露；

（3）指骨骨折開放復位內固定術。

歌　訣

手指側方切開線，　　介於掌背橫紋間；①

不要切開關節囊，　　神經血管掌側連。②

【注釋】

① 介於掌背橫紋間——手指側方切口位於手指的掌側橫紋和手指的背側橫紋之間。手指屈曲時，相鄰兩個掌側橫紋頂點之間的連線，即為手指側方的正中線。

② 神經血管掌側連——只要切口位置正確，手指側方的神經血管束應包含在掌側皮瓣內。

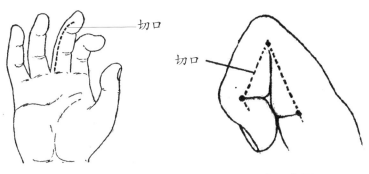

圖①示意圖 1　　　　圖②示意圖 2

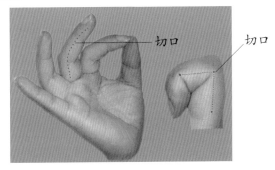

圖③人體實例圖

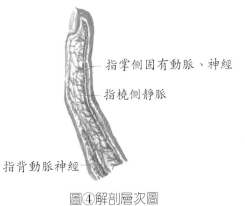

指掌側固有動脈、神經

指橈側靜脈

指背動脈神經

圖④解剖層次圖

圖 5-5　指屈肌腱側正中切口

六、手舟骨掌側進路

適應證

（1）舟骨骨不連植骨術；
（2）舟骨近側 1 / 3 切除術；
（3）橈骨莖突切除術。

歌　訣

舟骨結節最高點，① 　橈側腕屈肌外緣；
縱形切開三公分，　　橈動脈向橈側牽；
切開腕部關節囊，　　舟骨暴露一大半。②

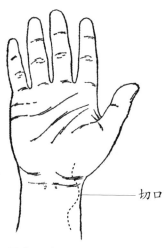

圖①示意圖

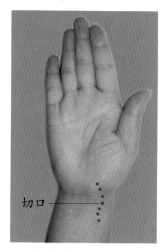

圖②人體實例圖

圖 5-6　手舟骨掌側切口

【注釋】

①舟骨結節最高點——手舟骨手術的掌側切口從舟骨結節起始，沿橈側腕屈肌腱外側向近側切開3cm，直切口或弧形切口均可。

②舟骨暴露一大半——本切口可顯露手舟骨的遠側2/3部分。

七、手舟骨背外側進路

適應證

（1）手舟骨骨折骨不連的近端骨片切除術；

（2）手舟骨骨不連的植骨術；

（3）橈骨莖突切除或同時作手舟骨上述手術。

歌　訣

起自第一掌骨底，①　中途有個小彎曲；
不要偏離鼻咽窩；　全長大約五厘米。
⋯⋯⋯⋯⋯⋯⋯⋯⋯⋯⋯⋯⋯⋯⋯⋯⋯
顯露伸拇長短肌，　橈神淺支要注意；②
切開腱間筋膜後，③　橈動脈要看仔細。④

【注釋】

①起自第一掌骨底——手舟骨的外側手術入路從第一掌骨底開始，至鼻咽窩近側3cm。切口全長大約5cm，呈「S」形。

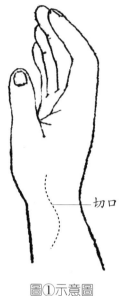

圖①示意圖

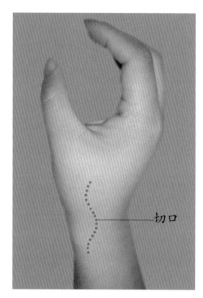

圖②人體實例圖

圖 5-7　手舟骨背外側切口

②橈神淺支要注意——切開皮膚、皮下組織時，注意勿傷及拇長伸肌腱淺面的橈神經淺支。

③切開腱間筋膜後——切開拇長伸肌腱與拇短伸肌腱之間的筋膜。

④橈動脈要看仔細——切開拇長伸肌腱與拇短伸肌腱之間的筋膜後，橈動脈及其分支（腕背支）即可顯露，要注意保護。

八、手部化膿性感染的引流

（一）甲溝炎的引流

歌　訣
甲溝引流最簡單，　掀起一個小皮瓣；
指甲切掉一小半，　全部拔除更簡單。

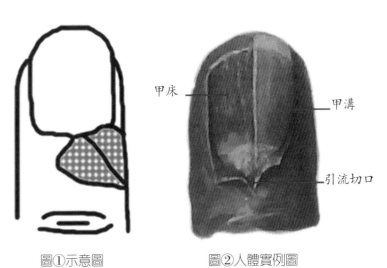

圖①示意圖　　　　圖②人體實例圖

圖 5-8-1　甲溝炎的引流切口

（二）指腹間隙感染的引流

歌　訣

指腹間隙感染多，　　手指側方縱切口；
引流不暢要貫穿，① 　以防引起骨髓炎。

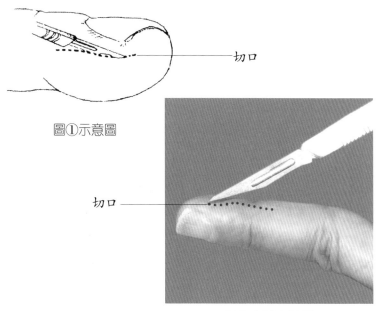

圖①示意圖

圖②人體實例圖

圖 5-8-2　指腹間隙感染引流切口

【注釋】

① 引流不暢要貫穿——手指側方切口引流不夠通暢時，切口要貫穿到對側，否則容易引起骨髓炎。也有人提出，貫穿手指兩側的切口要儘量少做。

（三）指蹼間隙感染的引流

歌　訣

指蹼間隙有四個，　膿腫容易自穿破；
選準掌側指蹼緣，　弧形切口像個「U」；①
神經血管在附近，　縱向分離危險多。②

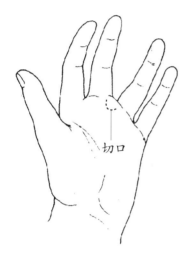

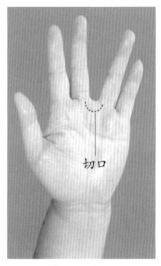

圖①示意圖　　　　　　　圖②人體實例圖

圖 5-8-3　指蹼間隙感染引流切口

【注釋】

① 弧形切口像個「U」——沿指蹼掌面的邊緣作一「U」形切口。

② 縱向分離危險多——指蹼神經血管束就在切口近側，縱向分離不可過深。膿腔常位於皮下，稍加分離即可達到膿腔。

（四）腱鞘感染的引流

歌　訣

腱鞘引流不常有，　掌遠紋邊橫切口；
切開一處還不夠，　手指中節側方剖。①

引流管通道

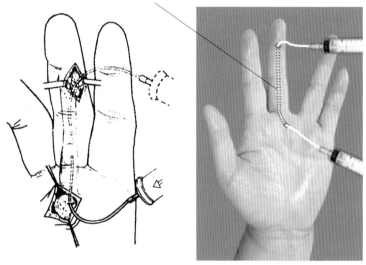

圖①示意圖　　　　　圖②人體實例圖

圖 5-8-4　腱鞘感染引流

【注釋】

①手指中節側方剖——腱鞘引流的近側切口在掌遠紋近側，受累肌腱的皮膚作一長約2cm的橫切口，另一切口在受累手指中節側方稍偏背側。

（五）掌深間隙感染的引流

歌　訣

手掌深部有縱隔，　　間隙分成中外側；①
掌中感染環指痛，②　外側感染魚際腫。③

∙∙∙∙∙∙∙∙∙∙∙∙∙∙∙∙∙∙∙∙∙∙∙∙∙∙∙∙∙∙∙∙∙∙∙∙∙∙∙

前者掌中橫切口，④　後者魚際紋邊割；⑤
逐層切開仔細分，　　神經血管勿搞破。

【注釋】

①間隙分成中外側──手掌中隔將掌深間隙分成外側間隙（魚際間隙）和掌中間隙。

②掌中感染環指痛──掌中間隙感染時，環指被動活動會劇痛。

③外側感染魚際腫──外側間隙（魚際間隙）感染時，大魚際腫脹，食指、拇指被動活動時會產生劇痛。

④前者掌中橫切口──掌中間隙感染時在掌遠紋近側（掌正中）作1.5cm的橫切口。

⑤後者魚際紋邊割──外側間隙（魚際間隙）感染時，在魚際紋的尺側弧形切開。

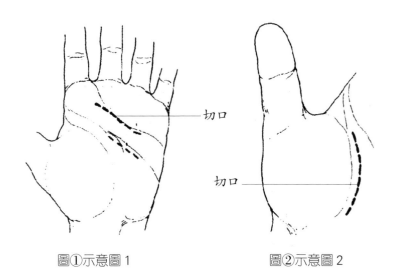

圖①示意圖 1　　　　　　圖②示意圖 2

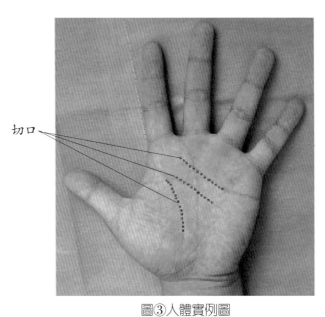

圖③人體實例圖

圖 5-5-5　掌深間隙感染引流切口

（六）橈側囊感染的引流

歌　訣

橈側囊內屈拇長，① 　外傷感染要預防；
引流切口在腕掌，② 　橈側腕屈肌近旁；
另一切口在拇指，　　末節側方正中央。

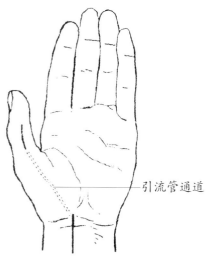

引流管通道

引流管通道

圖①示意圖　　　　　　圖②人體實例圖

圖 5-8-6　橈側囊感染引流

【注釋】

①橈側囊內屈拇長——橈側囊亦稱橈側滑液囊，拇長屈肌腱被包裹在橈側囊中。

②引流切口在腕掌——橈側囊感染時，在手腕部的掌側橈側腕屈肌的外緣作縱切口。另一切口在拇指末節的側方。

（七）尺側囊感染的引流

歌　訣

手部尺側滑液囊，　小指屈肌囊中藏；①
中節側方小切口，　探針插入正中央。

‧‧‧‧‧‧‧‧‧‧‧‧‧‧‧‧‧‧‧‧‧‧‧‧‧‧‧‧‧‧‧‧

探頭直達腕橫紋，　切開近端尺側囊。

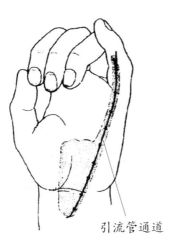

引流管通道

圖①示意圖

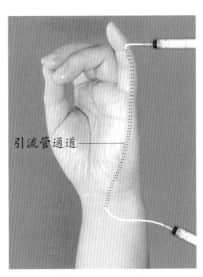

引流管通道

圖②人體實例圖

圖 5-8-7　尺側囊感染引流

【注釋】

①小指屈肌囊中藏——小指屈肌腱及食指、中指、環指屈肌腱的腕管段被包在尺側滑液囊內。

第六部分
脊　柱

一、頸椎後側進路

適應證

（1）頸椎間盤突出摘除術；

（2）椎板切除頸髓減壓術；

（3）頸椎管內腫瘤摘除術；

（4）頸椎間小關節脫位的手術；

（5）頸神經根探查術；

（6）頸椎後路融合術。

歌　訣

頸椎後側進路優，① 　棘突連線直切口；

選準病椎作標記，　　攝片插個小針頭。②

．．．．．．．．．．．．．．．．．．．．．．．．．．．．．．．．

要以病椎爲中心，　　切口長度隨樣定；

剝開兩側椎旁肌，　　沒有血管和神經。

【注釋】

①　頸椎後側進路優——頸椎後側進路能迅速、安全地到達所有頸椎的後部，是顯露頸椎後部最常用的手術入路。

②　攝片插個小針頭——切口以病損椎體爲中心，爲了定準病損椎骨，可在估計的病損椎骨的棘突上插一針頭攝側位片，有時需要插兩個針頭才能定準病損的椎骨。

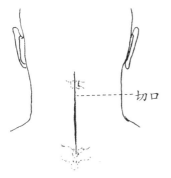

切口

圖①示意圖

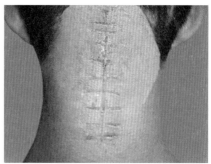

圖②人體實例圖

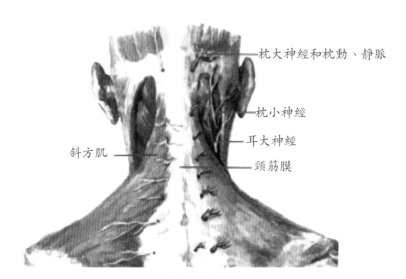

枕大神經和枕動、靜脈

枕小神經

耳大神經

斜方肌

頸筋膜

圖③解剖層次圖

圖 6-1　頸椎後側切口

二、頸椎1～2後側進路

適應證
（1）上頸椎椎管內腫瘤切除術；
（2）後路開窗頸髓減壓術；
（3）頸枕融合術（環樞融合術及上頸椎後路融合術）。

歌　訣
低頭屈頸體位正，① 　環樞標誌不顯明；②
切口枕外隆突起， 　　向下延伸八公分。
. . . .
不要偏離正中線， 　　沒有血管和神經；
椎動脈穿橫突孔，③ 　向外剝離要小心。

【注釋】
①低頭屈頸體位正——手術時取俯臥，頭頸要屈曲，使頸段生理前曲變直，使環枕關節、環樞關節後側間隙增大。

②環樞標誌不顯明——環椎無棘突，樞椎棘突在體表也摸不清楚。

③椎動脈穿橫突孔——椎動脈向上出環椎橫突孔後轉向內行，術中不可向外剝離太多，以免損傷椎動脈。

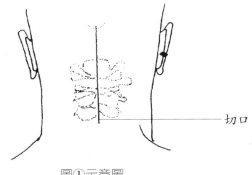

圖①示意圖

————切口

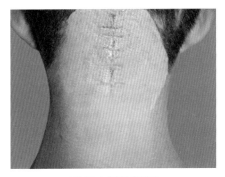

圖②人體實例圖

圖6-2　頸椎1~2後側切口

三、頸椎前外側進路

適應症

（1）引流椎旁膿腫；

（2）頸椎椎體骨髓炎手術或腫瘤手術；

（3）切除椎體的鉤突；

（4）頸椎前路融合術；

（5）頸椎間盤突出切除術。

歌　訣

頸前橫切順皮紋，① 　不會留下粗疤痕；

高低根據病椎定，② 　頸三至七都適應。

. . . .

切口從後斜向前，③ 　胸鎖乳突肌後緣；

向前抵達正中線， 　　淺層切開無危險。

. . . .

縱形分開頸闊肌， 　　胸鎖乳突肌外牽；

切開頸深筋膜後， 　　深部組織分兩邊。④

. . . .

鈍性分離最安全， 　　儘量不用刀和剪。

結紮個別小血管，⑤ 　食管後方即椎前。

【注釋】

①頸前橫切順皮紋——頸前橫切口應與該部位皮紋相一致，不會留下明顯的疤痕。

②高低根據病椎定——切口的高低根據病損椎體選定，下列體表標誌可作為選定切口的參考：下頜下緣相當於第2、3頸椎水平；舌骨相當於第3頸椎水平；甲狀軟骨相當於第4、5頸椎水平；環狀軟骨相當於第6頸椎水平。

③切口從後斜向前——切口從胸鎖乳突肌外緣至頸前正中線，呈一條由後上向前下的斜線。

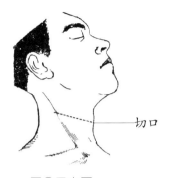

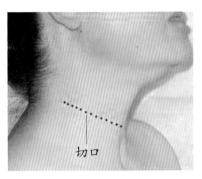

圖①示意圖　　　　　　　　圖②人體實例圖

切口

切口

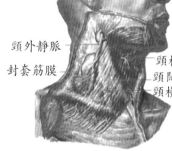

頸外靜脈
封套筋膜
頸橫神經上支
頸闊肌
頸橫神經下支

圖③解剖層次圖 1

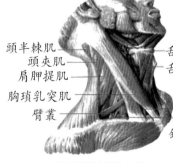

頭半棘肌
頭夾肌
肩胛提肌
胸瑣乳突肌
臂叢
舌骨
舌骨下肌群
頸內靜脈
鎖骨下動、靜脈

圖④解剖層次圖 2

圖 6-3　頸椎前外側切口

④ 深部組織分兩邊——切開頸深筋膜後，將胸骨舌骨肌，胸骨甲狀肌連同氣管和食管一起牽向內側，頸動脈鞘（包有頸總動脈、頸內靜脈和迷走神經）牽向外側。

⑤ 結紮個別小血管——在顯露第3~4頸椎時，可以見到甲狀腺上動脈和舌動脈的數根分支，有時需將其中一根或兩根分支切斷結紮。在顯露第4~7頸椎時需切斷結紮甲脈腺下動、靜脈或甲狀腺上動、靜脈。

四、胸椎後外側進路

適應證

（1）引流胸椎椎旁膿腫；

（2）胸椎椎體活檢；

（3）胸椎前路融合；

（4）胸段椎管前外側減壓；

（5）胸椎結核病灶清除。

歌　訣

病椎棘突插根針，① 　X線攝片來確認；
向外旁開八公分，② 　相應肋骨爲中心。
. . . .
切口是個括弧形，　長約十二三公分；
切開斜方背闊肌，③ 　肋骨切除要拔根。④
. . . .
去掉橫突暴露清，　胸膜不能有破損；
不要誤入椎管內，　氣胸要接水封瓶。⑤

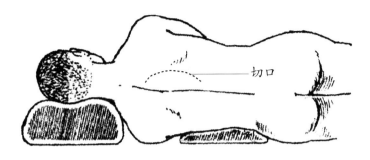

圖①示意圖

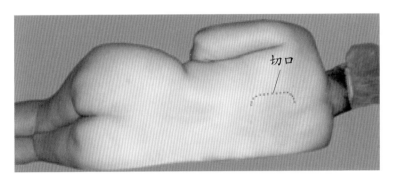

圖②人體實例圖

圖 6-4　胸椎後外側切口

【注釋】

① 病椎棘突插根針──術前在準備顯露的病椎棘突上插一根注射針頭，攝側位X線片以資定位。

② 向外旁開八公分──切口以與病椎相應的肋骨為中心，從棘突向外旁開8cm，作弧形切口。

③ 切開斜方背闊肌──斜方肌起自於枕外隆突、上項線、項韌帶和全部胸椎棘突。背闊肌的上半部起自於下6位

胸椎棘突。在第7~12胸椎兩側的背部，上述兩肌是重疊的，斜方肌在淺層，背闊肌在深層。

④ 肋骨切除要拔根——被切除的肋骨內側段要從椎肋關節處離斷。

⑤ 氣胸要接水封瓶——術中撕破胸膜發生氣胸時，在封閉胸膜後要接水封瓶引流。

五、胸椎前側（$T_{2\sim12}$）經胸進路

適應證
（1）胸椎前路融合術；
（2）胸椎體結核病灶清除術或腫瘤切除術；
（3）矯正脊柱側彎或脊柱截骨術；
（4）胸段脊髓前路減壓術。

歌　訣
肩胛下角兩橫指，　　乳房皺襞下緣止；
向後向上再延伸，　　肩胛內緣中點停。
⋯⋯⋯⋯⋯⋯⋯⋯⋯⋯⋯⋯⋯⋯⋯⋯⋯⋯⋯⋯
切口酷似鐮刀形，　　背闊前鋸在淺層；
五六肋間進胸腔，①　肋骨可切一兩根。

【注釋】
① 五六肋間進胸腔——進入胸腔的平面取決於所需處理的病損平面。除非受累的胸椎位置很低（T_{11}、T_{12}），否

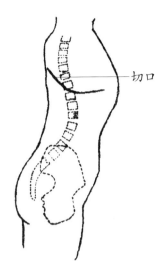
圖①示意圖

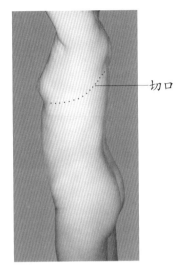
圖②人體實例圖

圖 6-5　胸椎前側（$T_{2\sim12}$）經胸進路

則，就從第5～6肋間進胸腔。如要擴大顯露可將第1～2根肋骨的後1/3切除。

六、腰椎後側進路

適應證
（1）椎板切除脊髓減壓術；
（2）椎管狹窄症、椎管擴大或椎管成形術；
（3）椎管內腫瘤摘除術；
（4）腰椎後路融合術；
（5）椎間盤摘除術。

歌　訣

兩側髂嵴最高點，　　連線四五腰椎間；①
粗略估計不準確，　　插根針頭照個片。

. . . .

後側切口正中線，　　高低長短隨樣變；
後路切口較安全，　　注意硬膜勿搞穿。

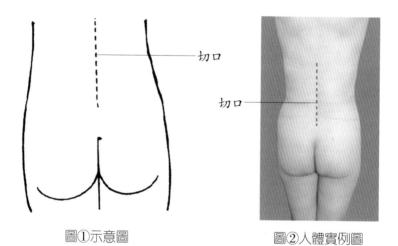

圖①示意圖　　　　　　　　圖②人體實例圖

圖 6-6　腰椎後側切口

【注釋】

① 兩側髂嵴最高點，連線四五腰椎間——兩側髂嵴最
高點的連線與第4～5腰椎之間隙相交。上述標誌可作為術前
畫切口標記時參考。

七、腰椎前側（經腹膜腔）進路

適應證

腰骶段脊柱融合術。

歌 訣

排空膀胱留尿管，①　切開下腹正中線；
臍孔左側向上延，　　進入腹腔很簡單。

. . . .

子宮膀胱向下牽，　　首先找到骶岬前；②
骶中動脈要結紮，　　勿傷兩側輸尿管。

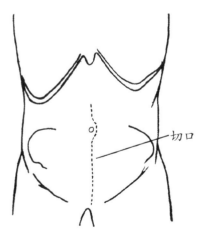

圖①示意圖

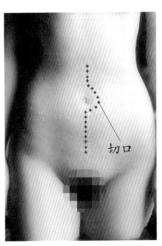

圖②人體實例圖

圖6-7 腰椎前側（經腹膜腔）切口

【注釋】

① 排空膀胱留尿管——術前排空膀胱並留置導尿管。

② 首先找到骶岬前——找到骶岬即找到了第5腰椎與骶骨的間隙。

八、腰椎前外側（經腹膜後）進路

適應證

（1）腰交感神經節切除術；

（2）腰椎體活檢術；

（3）腰椎體切除植骨術；

（4）腰椎結核病灶清除術；

（5）腰段脊柱前融合術。

歌　訣

肩胛下角垂直線，①　相交十二肋下緣；
從此向下向前切，　　目標臍恥線中點。②
....
皮膚脂肪分兩邊，　　腹外斜肌腱膜淺；
腹內斜肌要切斷，　　腹橫肌與腹膜連。
....
分離腹膜要仔細，　　一直分到腰大肌；
椎體側方輕輕剝，　　節段動脈先處理。③

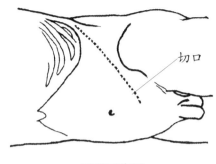

圖①示意圖

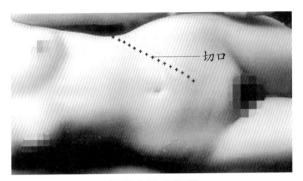

圖②人體實例圖

圖6-8　腰椎前外側（經腹膜後）切口

【注釋】

① 肩胛下角垂直線——上肢自然下垂於軀幹兩側，從肩胛下角引一垂直線與第12肋下緣的相交點為切口的起點。

② 目標臍恥線中點——切口向下、向前以臍與恥骨聯合連線中點為目標，止於腹直肌外緣。

③ 節段動脈先處理——上、下兩椎體之間的側方有節段動脈與腹主動脈相連，應先行切斷結紮節段動脈。

九、骨移植的髂嵴後側進路

適應證

脊柱融合時常切取髂嵴後半部骨質作為移植材料。

歌　訣

髂後上棘為中點，　　摸準髂嵴畫藍線；

弧形切開八公分，①　剝離肌肉貼骨面；

創面填塞乾紗布，　　骨蠟止血最省錢。②

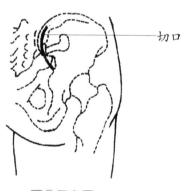

圖①示意圖

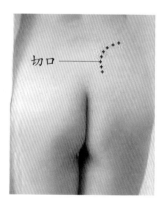

圖②人體實例圖

圖 6-9　骨移植的髂嵴後側切口

【注釋】

① 弧形切開八公分——以髂後上棘為中心，沿髂嵴切開8cm，切口呈弧形。

② 骨蠟止血最省錢——在切骨創面上用骨蠟止血是一種老辦法，骨蠟成本甚微，可以不計費，骨創面用醫用膠止血也可以，但醫用膠價格昂貴。

十、骨移植的髂嵴前側進路

適應證

頸椎及下腰椎融合時通常切取髂嵴前部的骨質作為移植材料。

歌　訣

髂前上棘上一寸，　　美藍畫線作指引；
切口緊跟髂嵴唇，　　長度約需八公分；
緊貼骨面剝肌肉，①　謹慎操作無險情。

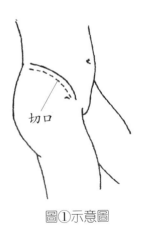 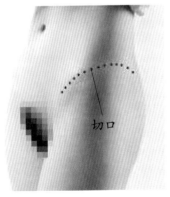

圖①示意圖　　　　　圖②人體實例圖

圖 6-10　骨移植的髂嵴前側切口

【注釋】

① 緊貼骨面剝肌肉——將臀中肌和臀小肌起始部從髂翼外皮質骨上行骨膜下剝離，剝出的界面一般是無出血的。

第七部分
髖關節

一、髖關節前外側進路

適應證

（1）先天性髖脫位的手術；

（2）人工股骨頭置換或全髖置換術；

（3）陳舊性髖關節前脫位或中心性骨折脫位切開復位術；

（4）髖關節成形、融合、滑膜切除或病灶清除術；

（5）股骨頭或股骨頸部的其他手術。

歌　訣

髖前切口顯露廣，①	起自髂嵴中點旁；②
髂前上棘向下延，	止於大腿前上方。

. . . .

切開皮膚和脂肪，	股外側皮神經藏；③
縱形剪開闊筋膜，	找到縫匠和闊張。④

. . . .

縫闊肌間大血管，⑤	旋股外側升支綁；⑥
剝開臀中和闊張，	還有股直肌阻擋；⑦
切斷直頭反折頭，	即可顯露關節囊。

【注釋】

①髖前切口顯露廣——髖關節前外側切口長，損傷較大，但手術野寬敞，暴露清楚。

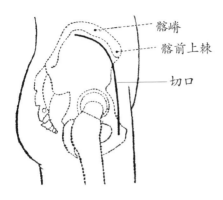

圖①示意圖

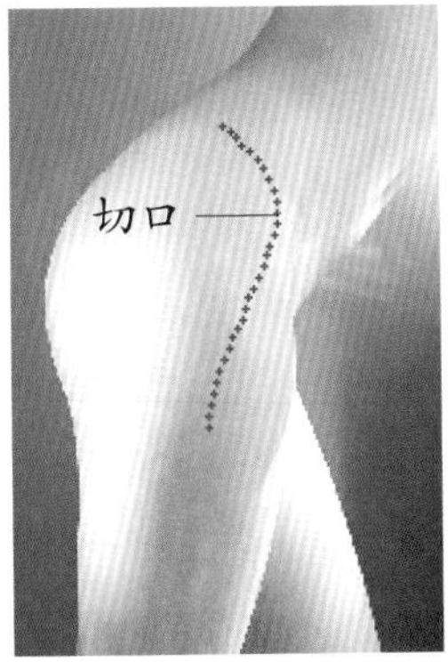

圖②人體實例圖

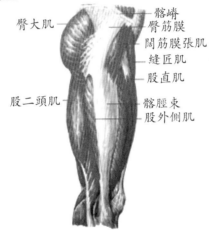

圖③解剖層次圖

圖 7-1　髖關節前外側切口

②起自髂嵴中點旁——切口從髂嵴中點稍外側的髂嵴外側唇開始，沿髂嵴外側唇向前至髂前上棘，然後轉向髕骨外緣方向，向下延伸10～12cm。

③股外側皮神經藏——股外側皮神經從髂前上棘內下

方穿出闊筋膜到皮下，術中分離皮下脂肪時，注意勿傷及股外側皮神經。

④找到縫匠和闊張——切開闊筋膜張肌筋膜，找到闊筋膜張肌與縫匠肌間隙。

⑤縫闊肌間大血管——縫匠肌與闊筋膜張肌之間有一較大血管，即旋股外側動脈的升支。

⑥旋股外側升支綁——旋股外側動脈升支要結紮。此處「綁」字為了押韻，「綁」與「紮」意義相近。

⑦剝開臀中和闊張，還有股直肌阻擋——將闊筋膜張肌和臀中肌從髂翼外側面剝開後，關節囊的前外側還有股直肌的直頭和反折頭覆蓋，前者起自髂前下棘，後者起自髖臼上緣，兩個頭都必須切斷才能顯露關節囊。

二、髖關節外側進路

適應證

（1）人工全髖關節置換術；

（2）股骨頸腫瘤活檢術；

（3）股骨轉子間截骨術；

（4）股骨轉子間或股骨頸骨折切開復位內固定術。

歌　訣

髖外切口一直線，　　略呈弧形也方便；①
大轉後份為中點，②　長度大約四寸半。③

弧形切口凹在前，④　中點止點都不變；⑤
髂前上棘後一寸，⑥　切口上端略偏前。
‥‥‥‥‥‥‥‥‥‥‥‥‥‥‥‥‥‥‥‥‥‥
淺層切開手指探，⑦　找到闊筋膜後緣；
縱形剪開一條線，　　深入闊筋臀中間。⑧
‥‥‥‥‥‥‥‥‥‥‥‥‥‥‥‥‥‥‥‥‥‥
臀上動脈在此點，⑨　分離結紮策安全；
切斷股外肌下翻，⑩　剝開囊前脂肪墊。⑪

【注釋】

①　髖外切口一直線，略呈弧形也方便——髖關節外側入路可以是直切口，也可以是略呈弧形的切口。以股骨大轉子頂點為中心。

②　大轉後份為中點——弧形切口的中點在大轉子的後半部。

③　長度大約四寸半——切口長度約15cm，合4寸半。

④　弧形切口凹在前——弧形切口的凹面朝向髂嵴，凸面在後。

⑤　中點止點都不變——與直切口相比，弧形切口的中點在大轉子後半部，止點在股骨幹外側，中點有微小差異，大體上是相差不多的，唯有切口上端較直切口偏前。

⑥　髂前上棘後一寸——弧形切口的上端從髂前上棘外後方一寸（3cm）處開始。

⑦　淺層切開手指探——切開皮膚、皮下組織後，用手指從後向前滑動，可觸知位於闊筋膜深面隆起的闊筋膜張肌，沿闊筋膜張肌後緣縱形切開闊筋膜，露出近側的臀中肌

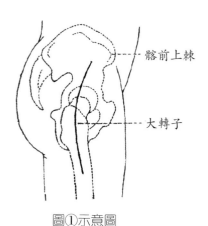

圖①示意圖　　　　　　　　圖②人體實例圖

髂前上棘

大轉子

切口

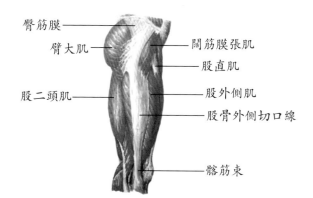

臀筋膜

臀大肌

股二頭肌

闊筋膜張肌

股直肌

股外側肌

股骨外側切口線

髂筋束

圖③解剖層次圖

圖 7-2　髖關節外側切口

和遠側的股外側肌。

⑧ 深入闊筋臀中間——沿闊筋膜張肌和臀中肌間隙向縱深分開。

⑨ 臀上動脈在此點——臀上動脈從闊筋膜張肌與臀中

肌間隙橫穿。手術時，要將此血管切斷結紮。

⑩切斷股外肌下翻——將股外側肌從起點切斷向下翻轉。

⑪剝開囊外脂肪墊——關節囊外表面有一層脂肪墊，它有防止術後疤痕粘連的作用。剝開囊外脂肪墊即可清楚顯露關節囊。

三、髖關節後外側進路

適應證
同髖關節外側切口。

歌　訣
髂後上棘前一寸，　切口經由轉子頂，①
股骨前緣向下行，　大轉子下八公分。
‧‧‧‧‧‧‧‧‧‧‧‧‧‧‧‧‧‧‧‧‧‧‧‧‧‧‧‧‧‧‧‧‧‧
縱形切開闊筋膜，　分開闊張臀大肌；②
切斷臀中肌止點，　關節囊上劃個「T」。③

【注釋】
①切口經由轉子頂——髖關節後側切口從髂後上棘前方3cm開始，經大轉子頂端向下沿股骨前緣至大轉子下8cm。

②分開闊張臀大肌——沿皮膚切口線切開闊筋膜，將闊筋膜張肌向前牽開，臀大肌向後牽開，即可顯露近側的臀

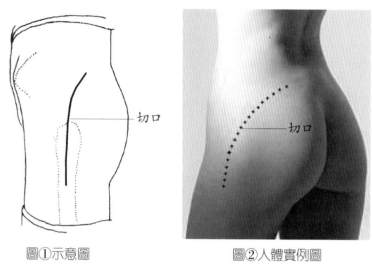

圖①示意圖　　　　圖②人體實例圖

圖 7-3　髖關節後外側切口

中肌和遠側的股外側肌。

③ 關節囊上劃個「T」——關節囊作「T」形切開。

四、髖關節後側進路

適應證

（1）人工股骨頭置換或全髖關節置換術；

（2）髖關節後脫位合併髖臼後緣骨折切開復位術；

（3）髖關節成形術；

（4）化膿性髖關節炎切開引流術；

（5）髖關節後方游離體摘除或骨腫瘤切除術。

歌　訣

髂後上棘是標記，　　向外向下五厘米；
一刀斜形切開皮；　　經由轉子後邊際。①

. . . .

股骨外側向下延，　　全長十四五厘米；
鈍性分開臀大肌，　　結紮止血要徹底。②

. . . .

切開一層纖維膜，　　露出一群外旋肌；③
坐骨神經靠內側，④　一般不必去游離。⑤

【注釋】

① 經由轉子後邊際——髖關節後側切口從髂後上棘外下方5cm處開始，經大轉子後緣向股骨外側延伸。

② 結紮止血要徹底——分離臀大肌時會遇到臀上動脈和臀下動脈的分支及其伴行靜脈，輕柔的分開臀大肌可以防止血管斷裂、回縮，對肌纖維中的血管要一一切斷結紮，徹底止血。

③ 切開一層纖維膜，露出一群外旋肌——分開臀大肌後可以見到深層肌的淺面有一層纖維膜，切開纖維膜即可暴露髖關節外旋短肌（梨狀肌、上孖肌、閉孔內肌、下孖肌和股方肌）。

④ 坐骨神經靠內側——坐骨神經從梨狀肌下緣穿出，位於外旋肌群止點的內側脂肪組織中。向下走行在閉孔內肌、上孖肌、下孖肌和股方肌的淺面。

⑤ 一般不必去游離——術中可用手指捫知坐骨神經的位置，一般不必將坐骨神經游離出來，以免出血。

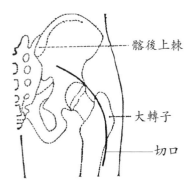

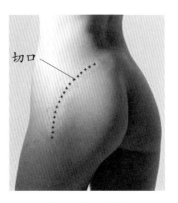

圖①示意圖　　　　　　　　　　圖②人體實例圖

髂後上棘

大轉子

切口

切口

臀大肌　　　　　　　　　臀中肌

梨狀肌　　　　　　　臀上動、靜脈、神經

臀下動、靜脈、神經　　　臀小肌

閉孔內肌　　　　　　上孖子肌

　　　　　　　　　　下孖子肌

　　　　　　　　　　股方肌

　　　　　　　　　　坐骨神經

半腱肌

股二頭肌

半膜肌

膕動、靜脈

脛神經　　　　　　　　腓總神經

圖③解剖層次圖

圖 7-4　髖關節後側切口

五、髖關節內側進路

適應證

（1）閉孔神經切斷術；

（2）髂腰肌鬆解術；

（3）股骨頸內下方和股骨上段內側骨腫瘤切除術；

（4）股內收肌切斷術。

歌　訣

恥骨結節先摸清，　　斜向外下三公分，①

髖內進路從此切，　　跟隨長收肌下行。②

． ．

切口長短隨樣定，③　長收股薄兩肌分；④

短收大收間隙深，⑤　閉孔神經要小心。⑥

【注釋】

① 斜向外下三公分──切口從恥骨結節(長收肌起點)外下3cm開始。

② 跟隨長收肌下行──切口沿著長收肌向下延伸。

③ 切口長短隨樣定──切口長短根據手術需要決定。

④ 長收股薄兩肌分──淺層從長收肌與股薄肌間隙分開。

⑤ 短收大收間隙深──深層從短收肌與大收肌間隙分開。

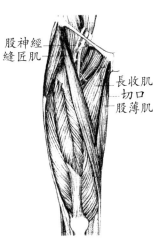

股神經
縫匠肌
長收肌
切口
股薄肌

圖①示意圖

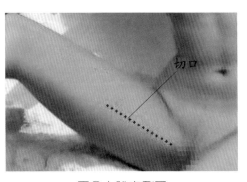

切口

圖②人體實例圖

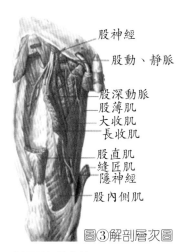

股神經
股動、靜脈
股深動脈
股薄肌
大收肌
長收肌
股直肌
縫匠肌
隱神經
股內側肌

圖③解剖層次圖

圖 7-5　髖關節內側切口

⑥ 閉孔神經要小心——閉孔神經前支下行於長收肌和短收肌之間，後支下行於大收肌和短收肌之間，在分離肌間隙時，儘量勿傷及上述分支。

第八部分
股　骨

一、股骨外側進路

適應證

（1）轉子間或轉子下骨折切開復位內固定術；

（2）轉子下截骨術；

（3）轉子區或轉子下其他手術；

（4）股骨幹骨折或股骨髁上骨折切開復位內固定術。

歌　訣

大轉子上四厘米，　　股骨外髁作標記；

兩點之間畫連線，①　外側切口最容易。

‥‥‥‥‥‥‥‥‥‥‥‥‥‥‥‥‥‥‥‥

切開皮膚闊筋膜，　　股外側肌鈍分離；②

上段切口要注意，③　勿傷闊筋膜張肌。

【注釋】

①兩點之間畫連線——從大轉子頂點上方4cm處至股骨外髁部畫連線，是股骨外側切口線；術中根據骨折部位切開這條線上的其中一段。

②股外側肌鈍分離——鈍性分開股外側肌。

③上段切口要注意——股骨外側切口可以人為的將全長分成三段，上段切口深層分離時，不要切開闊筋膜張肌，應從闊筋膜後緣切開，將闊筋膜和闊筋膜張肌向前牽開，顯露出股外側肌及其在大轉子下緣的起點。

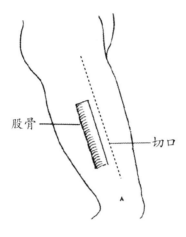

圖①示意圖

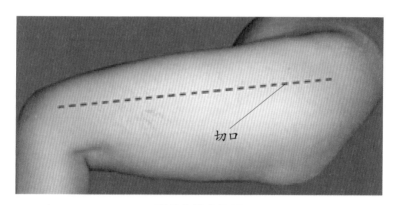

圖②人體實例圖

圖 8-1　股骨外側切口

二、股骨後外側進路

適應證

（1）股骨幹骨折切開復位內固定術；

（2）股骨幹骨折畸形癒合或不癒合的手術；

（3）股骨幹腫瘤、結核、骨髓炎的手術。

歌　訣

股骨外側後外側，　　切口大致同一轍；①

髂脛束前或束後，　　進入深層差不多。②

找到外側肌間隔，　　隔前挺進不會錯。③

【注釋】

① 股骨外側後外側，切口大致同一轍——股骨大轉子與股骨外髁之間的連線是股骨外側切口線，股骨後外側切口也同樣可以在這條線上切開皮膚和皮下組織。也可以在該線後側1cm處切開皮膚和皮下組織。上述兩種切口的淺層入路可以沿著同一轍。

② 髂脛束前或束後，進入深層差不多——股骨外側切口是從髂脛束前側切開深筋膜，或者縱向切開髂脛束，股骨後外側切口是從髂脛束後側切開深筋膜。但也有人主張股骨後外側切口也是從髂脛束前側切開深筋膜，各家著作、觀點對此也不一致。

③ 隔前挺進不會錯——股骨後外側進路是沿外側肌間

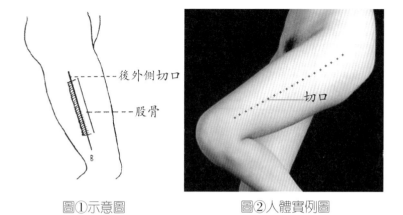

圖①示意圖　　　　圖②人體實例圖

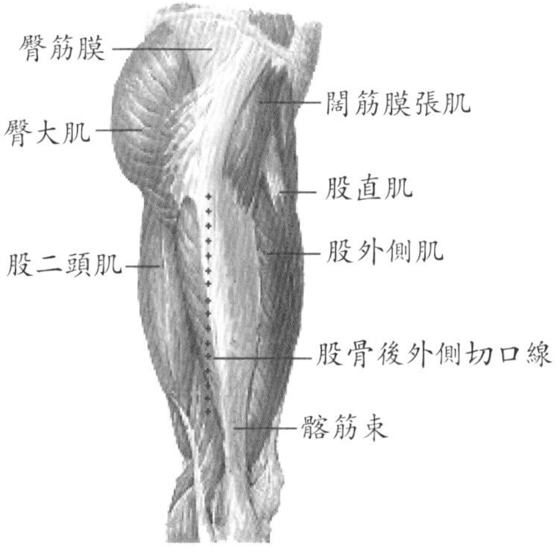

圖③解剖層次圖

圖 8-2　股骨後外側切口

隔進入，將股外側肌向前牽開，顯露外側肌間隔，在外側肌間隔的前面分離附著於其上的股外側肌纖維，直至股骨粗線，這條徑路不會錯。

三、股骨前外側進路

適應證

（1）股四頭肌成形術；

（2）股骨幹骨折切開復位內固定術；

（3）股骨幹腫瘤、結核、骨髓炎的手術；

（4）股骨幹延長或畸形矯正術。

歌　訣

髂前上棘下三指，①　髕骨外緣作標誌；

股前外側切口少，②　慎重選用最明智。

· ·

分開前外肌間隙，③　股中間肌縱向劈；④

旋股外側血管支，⑤　切斷結紮無關係。

【注釋】

①髂前上棘下三指——髂前上棘下方三橫指相當於5 cm。

②股前外側切口少——股骨前外側切口需分開股中間肌，術後容易發生股四頭肌各肌之間及股中間肌與股骨之間的粘連，日後影響膝關節的伸屈功能，因此，採用此切口要慎之。

③分開前外肌間隙——股骨前外側切口從股直肌與股外側肌間隙進入深層。

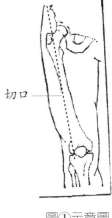
切口

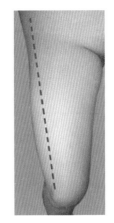

圖①示意圖　　　　圖②人體實例圖

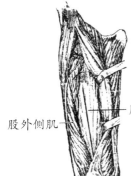

股外側肌　　　　股中間切開線

圖③解剖層次圖

圖8-3　股骨前外側切口

④股中間肌縱向劈——縱向分開或切開股中間肌直達骨膜。

⑤旋股外側血管支——切口上1/3段會遇到旋股外側動脈的分支，切斷結紮無影響。

四、股骨下2/3前內側進路

適應證

（1）股骨下段骨折切開復位內固定術；

（2）股骨髁上截骨術；

（3）股骨下段骨髓炎、結核、腫瘤的手術。

歌　訣

髓骨內緣向上延，① 　皮膚切開一條線；

找到股四頭肌腱，　　內緣開闢一條澗。②

·····························

股內側肌向後牽，　　股直肌要向外翻；③

縱向切開股中間，④　進入關節也方便。⑤

【注釋】

① 髓骨內緣向上延──股骨下2/3前內側切口從髓骨內緣開始向近側直線切開，其長度一般不超過大腿中段。

② 內緣開闢一條澗──先找到股四頭肌肌腱，此腱向近端移行於股直肌。將股直肌與股內側肌間隙打開。此處比喻為「開闢一條澗」，「澗」是山間流水的溝，此處為了押韻。

③ 股直肌要向外翻──股直肌要向外側牽開，此處用「外翻」而不用「外牽」是為了避免上、下兩句最後一個字雷同。

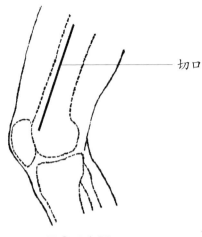

圖①示意圖

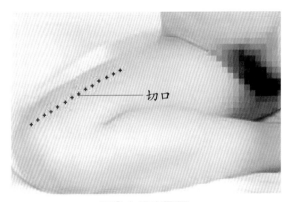

圖②人體實例圖

圖 8-4　股骨下 2/3 前內側切口

④ 縱向切開股中間——分開股直肌與股內側肌即可暴露深層的股中間肌，將股中間肌縱向切開直達骨膜。

⑤ 進入關節也方便——手術需要進入膝關節時，切口向下延長，深層切開關節囊。

五、股骨後側進路

適應證

（1）坐骨神經探查術；

（2）股骨骨髓炎或腫瘤的手術。

歌　訣

股後切口在正中，　　神經探查最適用；①

臀皺襞是標誌線，②　膕窩上緣是終點。③

· ·

如果切口在上段，　　股二頭肌向內牽；④

剝開短頭附著點，⑤　即可顯露股骨幹。

· ·

如果切口在下段，　　股二頭肌向外牽；

顯露坐骨神經幹，　　半腱半膜在對岸。⑥

【注釋】

①神經探查最適用——股骨後側入路在臨床上應用較少，探查坐骨神經卻是最佳入路。

②臀皺襞是標誌線——臀皺襞下緣是切口的起始點。

③膕窩上緣是終點——切口長度根據實際情況而定，但全長不超過膕窩上緣。

④股二頭肌向內牽——因為股二頭肌長頭起自坐骨結節，止於腓骨頭，它是由內上方斜向外下方走行。所以，上

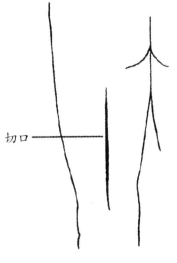

圖①示意圖 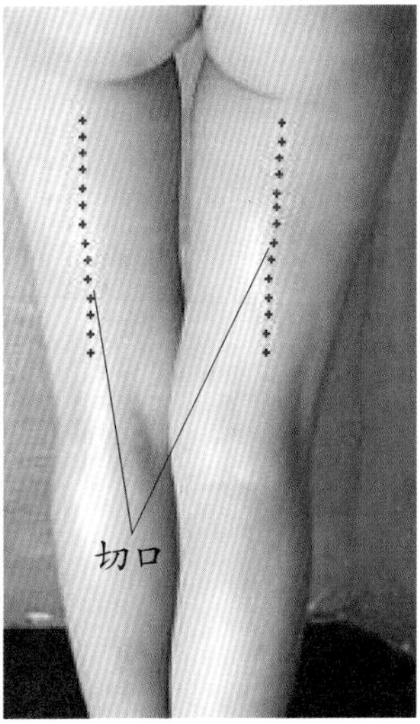　　　　圖②人體實例圖

圖 8-5　股骨後側切口

段切口是將股二頭肌長頭向內牽，股外側肌向外牽，暴露坐骨神經和股骨幹比較方便。

　　⑤ 剝開短頭附著點——股二頭肌短頭起自股骨粗線，牽開股二頭肌長頭後，將股二頭肌短頭從股骨粗線外側唇上剝離，即可顯露股骨幹。

　　⑥ 半膜半腱在對岸——坐骨神經的中下段走行在股二頭肌與半腱肌之間。半膜肌是在內側，它們是位於股二頭肌的對面，此處用「對岸」二字既確切也押韻。

第九部分

膝 關 節

一、膝關節前內側（髕旁內側）進路

適應證

（1）膝關節結核病灶清除術，化膿性膝關節炎切開引流術；

（2）膝關節前交叉韌帶修復術，膝關節游離體摘除術；

（3）髕骨切除術；

（4）內側半月板切除術；

（5）膝關節成形、融合或滑膜切除術；

（6）人工全膝關節置換術。

歌　訣

膝關節上五公分，　　髕骨內緣下延伸；
脛骨粗隆內緣止，　　切口酷似彎弓形。
....

切開內側支持帶，　　關節囊在第二層；
勿傷內側半月板，　　注意髕下隱神經。①

【注釋】

① 注意髕下隱神經——膝前內側切口易傷及隱神經髕下支，術中儘量避免傷及該神經。如有損傷，也不必修復，可將斷端埋入脂肪中。

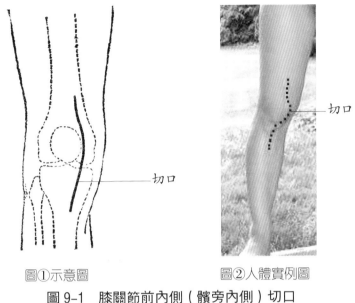

圖①示意圖　　　　圖②人體實例圖

圖 9-1　膝關節前內側（髕旁內側）切口

二、內側半月板切除術進路

適應證

（1）內側半月板切除術；

（2）膝關節內側游離體摘除或內側異物取出術；

（3）股骨內側髁的手術。

歌　訣

　仰臥股下置軟墊，①　雙側小腿懸床端；

　髕骨內緣下方起；　　斜向後下一寸半。②

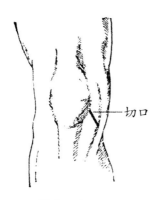 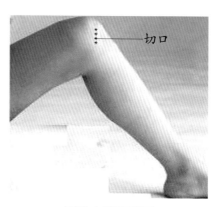

圖①示意圖　　　　　圖②人體實例圖

圖 9-2　內側半月板摘除術切口

【注釋】

① 仰臥股下置軟墊——患者取仰臥位，大腿下方置軟墊，雙側小腿垂懸於手術床頭。

② 斜向後下一寸半——切口從髕骨內緣下部向後向下斜形切開4cm。一寸半相當於5cm。

三、膝關節內側進路

適應證

（1）脛側副韌帶修復術；

（2）內側半月板切除術；

（3）前交叉韌帶修復術。

歌　訣

收肌結節上一寸，①　髕骨內後三公分；

脛骨上端前內側，　　切開一條鐮刀形。②

. . . .

確認縫匠肌前緣，③　沿邊切開一條線；
暴露脛側副韌帶，　　關節囊已在眼前。④

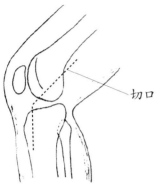

圖①示意圖

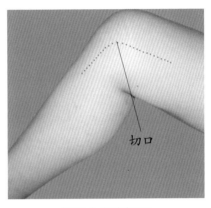

圖②人體實例圖

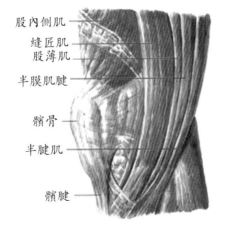

圖③解剖層次圖

圖 9-3　膝關節內側切口

【注釋】

① 收肌結節上一寸——摸到股骨內上髁上方的內收肌結節，在其上方3cm（1寸）處作一標記作為切口的起點。

② 切開一條鐮刀形——從收肌結節上方1寸處向下經髕骨內後方3cm處至脛骨上端前內側作一弧形切口，形似鐮刀。

③ 確認縫匠肌前緣——切開皮膚皮下組織後，找到縫匠肌止點，順縫匠肌腱前緣向近側切開，切至膝關節線上方5cm。

④ 關節囊已在眼前——在縫匠肌前緣切開髕內側支持帶（筋膜）後，暴露脛側副韌帶，在脛側副韌帶的前後可以看到關節囊的前半部和後半部。

四、外側半月板切除術進路

歌　訣

起自髕骨外下緣，　　向下超過關節線；
切口長約五公分，　　沒有神經和血管。①

【注釋】

① 沒有神經和血管——此手術入路沒有重要的神經和血管。

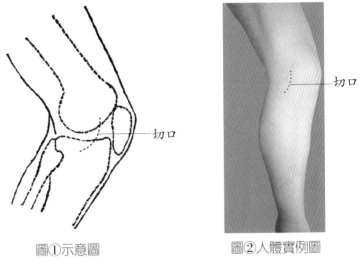

圖①示意圖　　　　　　　　圖②人體實例圖

圖 9-4　外側半月板切除術切口

五、膝關節及其支持結構的外側進路

適應證

（1）腓側副韌帶損傷修復術；

（2）外側半月板切除術；

（3）膝關節前外側或後外側探查術。

歌　訣

股骨下端外側份，　　髕骨外緣後一寸；

止於gerdy結節下，①　切口長短隨樣定。

髂脛束要向前拉，　　股二頭肌向後分，
顯露腓側副韌帶，　　腓總神經要小心。②

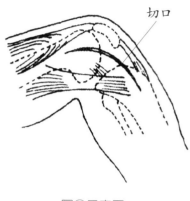

圖①示意圖

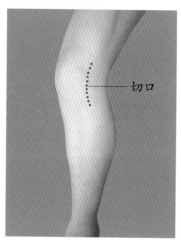

圖②人體實例圖

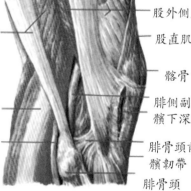

股二頭肌長、短頭 ——

腓長肌外側頭 ——

腓總神經 ——

—— 髂脛束

—— 股外側肌

—— 股直肌腱

—— 髕骨

—— 腓側副韌帶
　　髕下深囊

—— 腓骨頭前韌帶
　　髕韌帶

—— 腓骨頭

圖③解剖層次圖

圖9-5　膝關節外側切口

【注釋】

①止於 gerdy 結節下——gerdy 結節為脛骨外側髁前面的一圓形突起，是髂脛束在脛骨上端的附著點，也稱髂脛束結節。

②腓總神經要小心——腓總神經位於股二頭肌腱內緣，向下繞腓骨頸，手術操作過程中要注意勿損傷。

六、膝關節後側進路

適應證

（1）膕窩部血管神經損傷探查及修復術；
（2）膝關節後交叉韌帶斷裂修補術；
（3）膝關節屈曲攣縮後側關節囊鬆解術；
（4）膕窩囊腫摘除術；
（5）膝關節腔後方游離體摘除術；
（6）膕繩肌腱延長術。

歌　訣

膝後切口「s」形，　　外上內下膕窩橫；①
股二頭肌作指引，　　膕窩橫紋看得清。
⋯⋯⋯⋯⋯⋯⋯⋯⋯⋯⋯⋯⋯⋯⋯⋯
腓腸內側向下延；②　淺層組織無神經；
切開筋膜見小隱，③　主要神經腓總脛；④
膕動靜脈在深層，　　解剖熟悉能遊刃。⑤

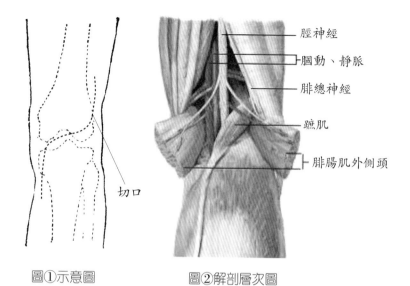

圖①示意圖　　　圖②解剖層次圖

圖 9-6　膝關節後側切口

【注釋】

① 外上內下膕窩橫——膝關節後側切口呈「S」形，從外上方的股二頭肌內緣向下切開至膕窩處；沿膕窩後皺紋橫過膕窩，至內側沿腓腸肌內側頭向下延伸5～8cm。

② 腓腸內側向下延——從腓腸肌內側頭向下延伸。

③ 切開筋膜見小隱——切開膕筋膜後可以顯露小隱靜脈，要注意保護。

④ 主要神經腓總脛——小腿的主要神經是腓總神經和脛神經。

⑤ 解剖熟悉能遊刃——「刃」是刀口最鋒利的部分，「遊刃」是比喻手術操作嫻熟。

第十部分

脛骨和腓骨

一、脛骨前側進路

二、脛骨後外側進路

三、腓骨進路

一、脛骨前側進路

適應證

（1）脛骨骨折切開復位內固定術；

（2）脛骨骨折延遲癒合或不癒合的植骨術；

（3）脛骨骨髓炎死骨摘除或蝶形手術；

（4）脛骨腫瘤切除或切骨術。

歌 訣

脛骨內側在皮下，　一刀見底不用怕；①

大隱靜脈要保護，　萬一損傷可結紮。

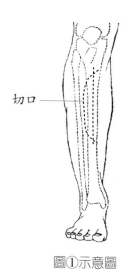 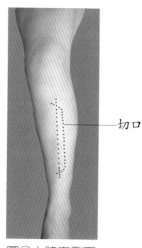

圖①示意圖　　　圖②人體實例圖

圖 10-1　脛骨前側切口（直切口或弧形切口均可）

【注釋】

① 一刀見底不用怕——脛骨內側位於皮下，沒有重要的神經血管，可以從皮膚到骨膜一刀切開（直切口或弧形切口均可）。

二、脛骨後外側進路

適應證

（1）顯露脛骨中、下段的手術（因前內側皮膚有嚴重疤痕或感染者）；

（2）腓骨中、下段後面的手術。

歌　訣

腓骨後緣切開皮，	找到腓腸比目魚；①
一併向後向內牽，	剝開腓後拇長屈。②

. . . .

縱向切開骨間膜，	仔細剝離脛後肌。
神經血管要小心，	脛骨上段是禁區。③

【注釋】

① 找到腓腸比目魚——腓骨幹後緣切開皮膚和深筋膜後，先找到腓腸肌外側頭和比目魚肌，將該二肌向後牽開，其前方是腓骨長、短肌。

② 剝開腓後拇長屈——將拇長屈肌從腓骨後面剝開連同腓腸肌、比目魚肌一併向後向內牽開。

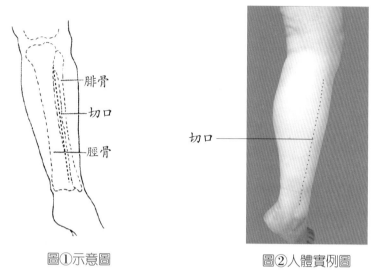

圖①示意圖　　　　　圖②人體實例圖

圖 10-2　脛骨後外側切口

③ 脛骨上段是禁區——切口不要延伸到脛骨的近側 1/4，在此處，脛骨背面覆有膕肌及較淺在的脛後動脈和脛神經，上段分離時，難以保證安全。

三、腓骨進路

適應證

（1）腓骨部分切除術；

（2）小腿骨筋膜室綜合症切開減壓術（切除部分腓骨）；

（3）腓骨遠段骨折切開復位內固定術。

歌　訣

外踝後到二頭肌，① 　一條直線切開皮；

腓骨全長好暴露，　　腓總神經要注意。②

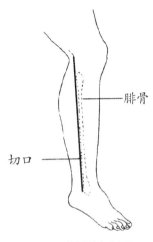

腓骨

切口

圖①示意圖

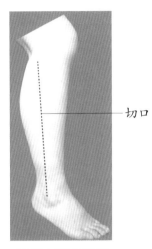

切口

圖②人體實例圖

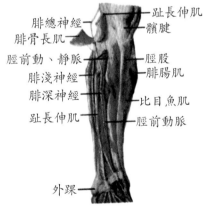

腓總神經

腓骨長肌

脛前動、靜脈

腓淺神經

腓深神經

趾長伸肌

趾長伸肌

髁腱

脛股

腓腸肌

比目魚肌

脛前動脈

外踝

圖③解剖層次圖

圖10-3　腓骨切口

【注釋】

① 外踝後到二頭肌──從外踝後方到股二頭肌肌腱下段畫一條直線，腓骨入路離不開這條線上的其中一段。

② 腓總神經要注意──腓總神經在腓骨頸處走行於皮下，此部位皮膚切開時不能太深，否則會切斷腓總神經。

第十一部分
踝 和 足

一、踝關節前側進路

適應證

（1）踝關節融合術；

（2）踝關節結核病灶清除術；

（3）脛骨下端前緣骨折合併距骨前移位切開復位術；

（4）踝關節前部游離體摘除術。

歌　訣

兩踝中點上下延，① 　切口內側是脛前；②

剪開伸肌支持帶，　　進入伸趾伸拇間。③

‧‧‧‧‧‧‧‧‧‧‧‧‧‧‧‧‧‧‧‧‧‧‧‧‧‧‧‧‧‧‧‧‧‧‧‧

神經血管要明辨，④ 　連同伸拇向內牽；

縱向切開關節囊，　　脛距關節大部現。⑤

【注釋】

① 兩踝中點上下延——內踝與外踝連線之中點正好在拇長伸肌腱的外側緣。從中點向下向上縱向切開是踝關節前側入路的正確切口。

② 切口內側是脛前——切口內側是脛骨前肌。

③ 進入伸趾伸拇間——切開深筋膜及上、下伸肌支持帶後，從拇長伸肌與趾長伸肌之間深入。

④ 神經血管要明辨——在踝關節前方，腓深神經、脛前動脈及其伴行的靜脈位於拇長伸肌的內側，在操作過程

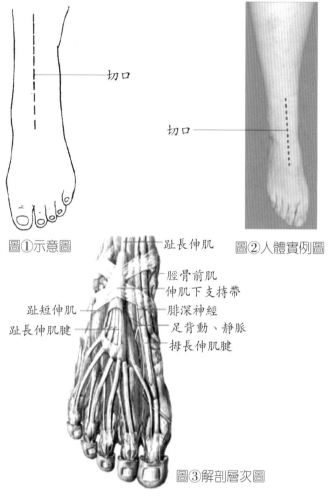

切口

圖①示意圖

切口

圖②人體實例圖

趾長伸肌

脛骨前肌

伸肌下支持帶

趾短伸肌

腓深神經

趾長伸肌腱

足背動、靜脈

拇長伸肌腱

圖③解剖層次圖

圖 11-1　踝關節前側切口

中要仔細辨認加以保護。

⑤ 脛距關節大部現——切開關節囊前側即可見到脛骨下端與距骨滑車上關節面的前部。

二、踝關節內側進路

適應證

（1）踝關節融合術；

（2）內踝骨折切開復位固定術；

（3）內踝部位的病灶清除術。

歌　訣

內踝尖端爲中心，　　弧形切開十公分；

脛骨下端內側起，　　第一楔骨中點停。①

⋯⋯⋯⋯⋯⋯⋯⋯⋯⋯⋯⋯⋯⋯⋯⋯⋯⋯⋯⋯

切開屈肌支持帶，　　脛後肌腱最顯明；②

鑿下內踝向下翻，③　關節內部看得清。

【注釋】

① 第一楔骨中點停——切口的下端止於第一楔骨中點內側。

② 脛後肌腱最顯明——切開屈肌支持帶後即可看到緊貼內踝後面的脛骨後肌肌腱。

③ 鑿下內踝向下翻——將內踝鑿下後連同附著其上的三角韌帶向下翻開，即可清楚顯露距骨上面和脛骨下端的關節面。

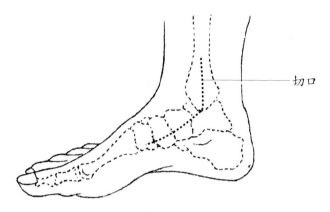

圖①示意圖

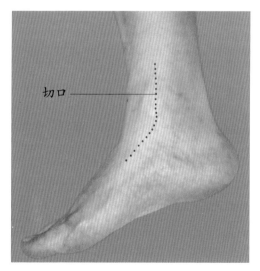

圖②人體實例圖

圖 11-2　踝關節內側切口

三、踝關節後內側進路

適應證

（1）跟腱延長術；

（2）距骨頸骨折合併距下關節脫位切開復位術；

（3）馬蹄內翻畸形足的軟組織矯形術。

歌　訣

內踝後方縱切口，　　局部解剖已熟透；①

脛後血管和神經，②　趾長屈肌後面走。

【注釋】

①局部解剖已熟透——內踝與跟腱之間的局部解剖可以用「井後長蛆，驚動了金神的大母雞」這一句的諧音幫助記憶。「井後」是「脛骨後肌」，「長蛆」是「趾長屈肌」，「驚動」是「脛後靜脈」和「脛後動脈」，「金神」是「脛神經」，「大母雞」即「拇長屈肌」。內踝後方的局部解剖結構與上述諧音排列順序相一致。

②脛後血管和神經——脛後動脈和伴行靜脈以及脛神經位於趾長屈肌與拇長屈肌之間。

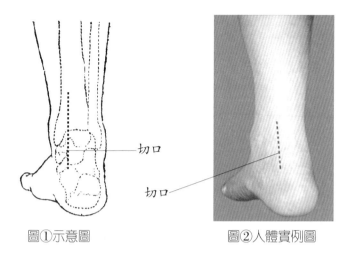

圖①示意圖　　　　　　　圖②人體實例圖

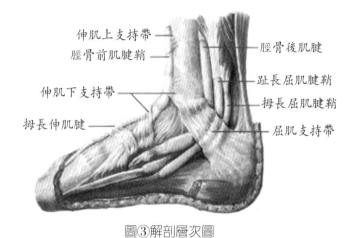

伸肌上支持帶

脛骨前肌腱鞘

伸肌下支持帶

拇長伸肌腱

脛骨後肌腱

趾長屈肌腱鞘

拇長屈肌腱鞘

屈肌支持帶

圖③解剖層次圖

圖 11-3　踝關節後內側切口

四、踝關節後外側進路

適應證

（1）後踝骨折切開復位內固定術；

（2）跟腱延長術或踝關節後側其他肌腱延長術；

（3）踝關節後側關節囊及韌帶鬆解術；

（4）距跟關節後關節面融合術；

（5）脛骨下端後部腫瘤、死骨切除術。

歌　訣

跟腱外踝之中點；　　向上切開一直線；

長度可以隨樣變，　　拇長屈肌向後牽。①

· ·

對岸就是腓骨短，②　小隱靜脈位置淺；

腓腸神經結伴行，③　途中沒有大血管。

【注釋】

①拇長屈肌向後牽——切開深筋膜後找到拇長屈肌與腓骨短肌之間的間隙，由此深入。

②對岸就是腓骨短——與拇長屈肌前面相鄰的是腓骨短肌。

③腓腸神經結伴行——腓腸神經與小隱靜脈緊貼在一起走行。

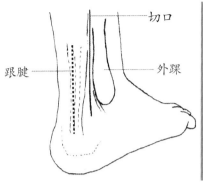

圖①示意圖　　　　　　　　圖②人體實例圖

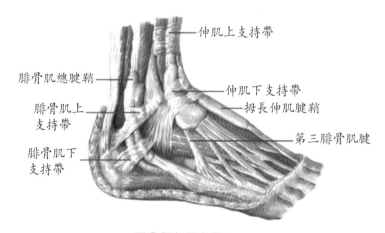

圖③解剖層次圖

圖 11-4　踝關節後外側切口

五、踝關節及跗骨前外側進路

適應證

（1）踝關節融合術；

（2）三關節融合術；

（3）脛距、跟距關節融合術；

（4）距骨全切除術。

歌　訣

足背外側縱切口，　　跟著第四蹠骨走；①
外踝內側小拐彎，②　踝上兩寸已足夠。③
· ·
腓淺神經牽向外，④　切開上下支持帶；
趾長伸肌向內拉，　　解剖熟悉操作快。

【注釋】

①跟著第四蹠骨走——切口從第4蹠骨底開始，向上切至踝關節上方5cm。

②外踝內側小拐彎——切口經外踝內側時向內稍呈弧形。

③踝上兩寸已足夠——切口越過踝關節向上再切開5～6cm，約合兩寸。

④腓淺神經牽向外——腓淺神經位於皮下，切開皮下組織即可暴露，在切開上、下支持帶之前應將其向外側牽開。

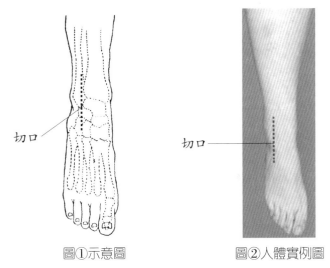

圖①示意圖　　　　　圖②人體實例圖

圖 11-5　踝關節及蹠骨前外側切口

六、內踝前側進路

適應證

內踝骨折切開復位內固定術。

歌　訣

首先摸到內踝尖，　　在其前緣畫弧線；

上下各占五公分，①　弧形凹面朝向前；

大隱靜脈莫損傷，　　此處切口最安全。

【注釋】

① 上下各占五公分──內踝尖前緣是切口中點，中點上、下方各占 5cm，切口全長 10cm。

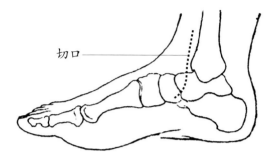

切口

圖①示意圖

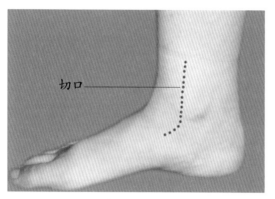

切口

圖②人體實例圖

圖 11-6　內踝前側切口

七、內踝後側進路

適應證

內踝骨折切開復位內固定術。

歌　訣

前後切口隔座山，①　長度方向差不遠。②
切開屈肌支持帶，　　緊貼內踝無危險。③

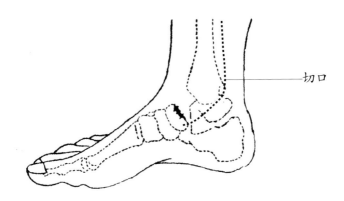

圖①示意圖

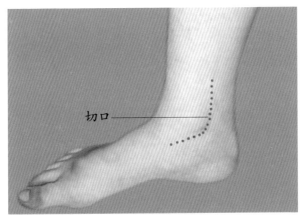

圖②人體實例圖

圖 11-7　內踝後側切口

【注釋】

① 前後切口隔座山——如果把內踝比著一座山的話，內踝前切口在山前，內踝後切口在山後。

② 長度方向差不遠——內踝前、後切口的長度和切口方向大致相同。

③ 緊貼內踝無危險——在淺層分離時，如不緊貼骨面操作，內踝後方所有結構都有受傷的危險。

八、外踝進路

適應證

外踝骨折切開復位內固定術。

歌　訣

腓骨下段切直線，①　　外踝尖端向前彎；

暴露骨幹很簡單，　　　沒有神經和血管。②

【注釋】

① 腓骨下段切直線——腓骨下1/3段幾乎都在皮下，切口沿腓骨後緣縱形切開至外踝尖處轉向前，略呈弧形。

② 沒有神經和血管——此切口很安全，沒有較大的神經和血管。腓動脈的終末支及腓腸神經在靠近外踝處，儘量勿傷及。萬一損傷也不會有什麼嚴重後果。

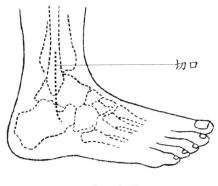

切口

圖①示意圖

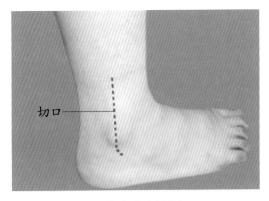

切口

圖②人體實例圖

圖 11-8　外踝切口

九、足後部外側進路

適應證

三關節（跟距、跟骰、距舟）融合術。

歌　訣

外踝後下一公分，　　切到距舟關節停；①

挖掉足竇脂肪墊，②　　向內牽開趾長伸；

鈍性剝開伸趾短，③　　諸多關節皆分明。

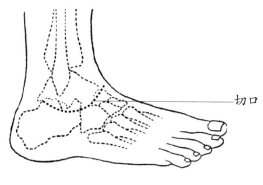

切口

圖①示意圖

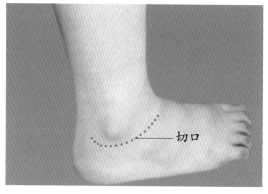

切口

圖②人體實例圖

圖 11-9　足後部外側切口

【注釋】

① 切到距舟關節停——切口從外踝後下方1cm處經踝關節前方到達距舟關節背面。距舟關節背面相當於內踝尖前方3cm處。

② 挖掉足竇脂肪墊——跟骨、骰骨和舟骨三者之間的間隙形成一個骨竇，也稱「足竇」，足竇裏是脂肪組織。

③ 鈍性剝開伸趾短——鈍性剝離起於足竇下方的趾短伸肌，並向遠側翻開，足跗骨之間諸多小關節即可顯現。

十、距跟關節外側進路

適應證

（1）距跟關節融合術；

（2）跟骨骨折切開復位內固定術。

歌　訣

距跟關節外切口，①　　跟隨腓骨長短走；②
弧形切開四寸長，　　　腓骨兩肌向前鈎；③
跟腓韌帶切斷後，　　　關節囊也隨之破。④

【注釋】

① 距跟關節外切口——距跟關節外側入路。

② 跟隨腓骨長短走——距跟關節外側切口是沿腓骨長肌和腓骨短肌肌腱的體表投影切開。即從外踝尖上方4cm處的腓骨後緣向下到外踝尖端稍下方，然後弧形轉向前方與腓

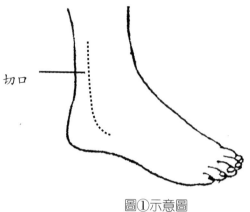

切口

圖①示意圖

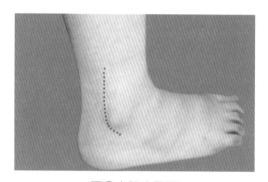

圖②人體實例圖

圖 11-10　距跟關節外側切口

骨長、短肌腱走行相一致。

③ 腓骨兩肌向前鉤——切開皮膚、皮下組織、深筋膜後，將腓骨長肌和腓骨短肌一併向前牽開。

④ 跟腓韌帶切斷後，關節囊也隨之破——跟腓韌帶與距跟關節的關節囊緊密相連，切斷跟腓韌帶時此關節囊也同時破裂。

十一、足中部背側進路

適應證

（1）三關節融合術；

（2）距舟關節融合術；

（3）中跗關節脫位及骨折的切開復位術；

（4）足副舟骨切除術；

（5）某些肌腱移位術。

歌　訣

足背切口可隨意，①　橫豎切開都可以；

根據需要巧設計，　　皮下解剖要仔細。②

【注釋】

①足背切口可隨意——足背內側切口可以顯露距舟關節，第1楔舟關節、第1蹠楔關節、脛骨前肌和脛骨後肌的止端，足背外側切口可以顯露跟骰關節及第5蹠骨底。如果要全部顯露此區，也可以用橫切口跨越整個足背。

②皮下解剖要仔細——足背結構幾乎都在皮下，切開皮膚後仔細分離肌腱、足背動脈、大隱靜脈、足背內側皮神經、外側皮神經以及隱神經。上述組織盡可能不要損傷。

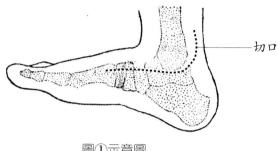

圖①示意圖

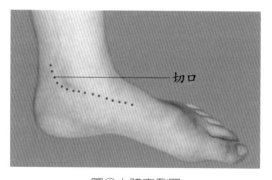

圖②人體實例圖

圖 11-11　足中部背側切口

十二、拇趾、蹠趾關節背側及內側進路

適應證

（1）蹠骨頭切除術；

（2）近節趾骨近側部切除術；

（3）蹠骨外生骨疣切除術（拇囊炎切除術）；

（4）蹠骨遠段截骨術；

（5）拇外翻軟組織矯正術；

（6）蹠趾關節融合術；

（7）蹠趾關節的人工關節置換術。

歌　訣

拇內切口兩寸長，① 　皮下就是關節囊；

拇背切口是直線， 　　切在拇長伸內緣。②

蹠趾關節位表淺， 　　神經血管非主幹。③

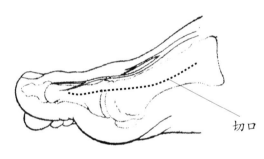

圖①示意圖

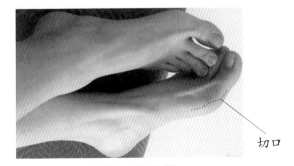

圖②人體實例圖

圖 11-12　拇趾、蹠趾關節背內側切口

【注釋】

① 拇內切口兩寸長——第一蹠趾關節背內側切口從近節趾骨中段至第1蹠骨中段始，長約6cm，約合兩寸。

② 切在拇長伸內緣——拇趾、蹠趾關節背側切口位於拇長伸肌內側，直線切開。

③ 神經血管非主幹——拇趾內側的感覺由隱神經支配，外側由腓深神經支支配，血管多為小靜脈。術中損傷上述神經小分支及小血管不會發生不良後果。

十三、第2～5蹠趾關節背側進路

適應證

（1）肌腱切斷術；

（2）蹠骨遠端切除術；

（3）近節趾骨部分切除術；

（4）蹠趾關節融合術；

（5）趾神經切除術。

歌　訣

蹠趾關節先摸準，　　美藍畫線作指引；
伸趾肌腱外側切，　　長度二至三公分。
相鄰兩指都有病，　　乾脆就近劃一橫。①

【注釋】

① 相鄰兩指都有病，乾脆就近劃一橫——如果需要顯露兩個相鄰的蹠趾關節，也可以在該兩趾關節背側作一橫切

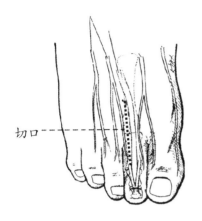
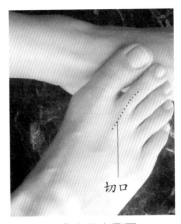

圖①示意圖　　　　圖②人體實例圖

圖11-13　第2～5蹠趾關節背側切口

口，「劃一橫」即橫切口。

十四、趾蹼背側進路

適應證

（1）趾蹼間神經瘤切除術；

（2）趾蹼間隙感染引流術；

（3）拇收肌腱切斷術；

（4）趾蹼間隙探查術。

歌　訣

趾蹼中央縱切開，　深筋膜下橫韌帶；①

蹠背動脈儘量保，　足背神經不例外。②

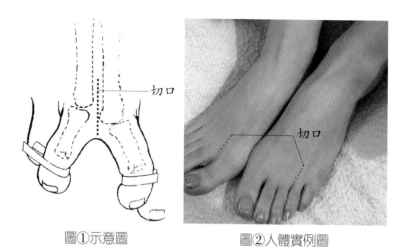

圖①示意圖　　　圖②人體實例圖

圖 11-14　趾蹼背側切口

【注釋】

① 深筋膜下橫韌帶——深筋膜下是蹠橫深韌帶。

② 足背神經不例外——足背神經是腓淺神經、腓深神經和隱神經的終末支，術中盡可能不要損傷。

參考文獻

1. 苗華等‧《骨科手術入路解剖學》‧合肥：安徽科學技術出版社，2001。

2. 朱通伯等‧《骨科手術學》‧第二版‧北京：人民衛生出版社，1998。

3. 徐恩多等‧《局部解剖學彩色圖譜》‧武漢：湖北科學技術出版社，1996。

4. 沈魁等‧《實用手術學》‧瀋陽：遼寧人民出版社，1975。

5. 天津醫院，《臨床骨科學》（創傷）‧北京：人民衛生出版社，1973。

6. 王亦璁等‧《骨與關節損傷》‧北京：人民衛生出版社，1995。

7. 鄭思競等‧《人體解剖學》‧第二版‧北京：人民衛生出版社，1984。

8. 王永貴等‧《解剖學》‧北京：人民衛生出版社，1994。

9. 張元生‧《人體解剖學歌訣》‧武漢；湖北科學技術出版社，1995。

10. 朱治遠等‧《人體局部解剖學》‧上海：上海醫科大學出版社，1997。

11. 克倫肖‧《坎貝爾骨科手術大全》‧上海：上海翻譯出版公司，1991。

導引養生功

張廣德養生著作　每冊定價 350 元

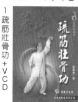

1 疏筋壯骨功＋VCD

定價350元

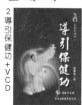

2 導引保健功＋VCD

定價350元

3 頤身九段錦＋VCD

定價350元

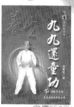

4 九九還童功＋VCD

定價350元

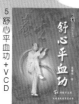

5 舒心平血功＋VCD

定價350元

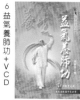

6 益氣養肺功＋VCD

定價350元

7 養生太極扇＋VCD

定價350元

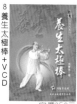

8 養生太極棒＋VCD

定價350元

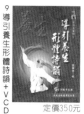

9 導引養生形體詩韻＋VCD

定價350元

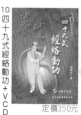

10 四十九式經絡動功＋VCD

定價350元

輕鬆學武術

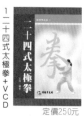

1 二十四式太極拳＋VCD

定價250元

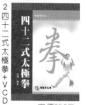

2 四十二式太極拳＋VCD

定價250元

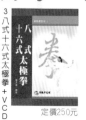

3 八十六式太極拳＋VCD

定價250元

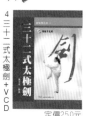

4 三十二式太極劍＋VCD

定價250元

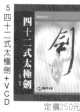

5 四十二式太極劍＋VCD

定價250元

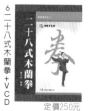

6 二十八式木蘭拳＋VCD

定價250元

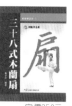

7 三十八式木蘭扇＋VCD

定價250元

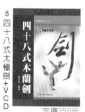

8 四十八式太極劍＋VCD

定價250元

太極跤

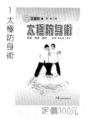

1 太極防身術

定價300元

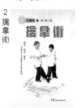

2 擒拿術

定價280元

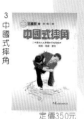

3 中國式摔角

定價350元

彩色圖解太極武術

1 太極功夫扇
定價220元

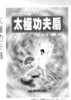
2 武當太極劍
定價220元

3 楊式太極劍
定價220元

4 楊式太極刀
定價220元

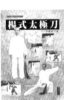
5 二十四式太極拳+VCD
定價350元

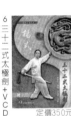
6 三十二式太極劍+VCD
定價350元

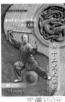
7 四十二式太極劍+VCD
定價350元

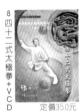
8 四十二式太極拳+VCD
定價350元

9 楊式十六式太極劍
定價350元

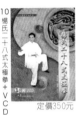
10 楊氏二十八式太極拳+VCD
定價350元

11 楊式太極拳四十式+VCD
定價350元

12 陳式太極拳五十六式+VCD
定價350元

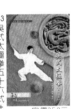
13 吳式太極拳五十六式+VCD
定價350元

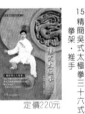
14 精簡陳式太極拳八式十六式
定價220元

15 精簡吳式太極拳三十八式 拳架・推手
定價220元

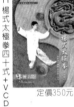
16 夕陽美功夫扇
定價220元

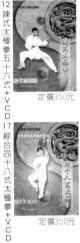
17 綜合四十八式太極拳+VCD
定價350元

18 三十二式太極拳 四段
定價220元

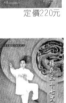
19 楊式三十七式太極拳+VCD
定價350元

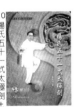
20 楊氏五十一式太極劍+VCD
定價350元

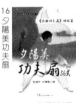
21 嫡傳楊家太極拳精練二十八式
定價220元

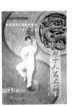
22 嫡傳楊家太極劍五十一式
定價220元

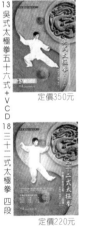
23 嫡傳楊家太極刀十三式
定價220元

常見病藥膳調養叢書

1 脂肪肝四季飲食
定價200元

2 高血壓四季飲食
定價200元

3 慢性腎炎四季飲食
定價200元

4 高脂血症四季飲食
定價200元

5 慢性胃炎四季飲食
定價200元

6 糖尿病四季飲食
定價200

7 癌症四季飲食
定價200元

8 痛風四季飲食
定價200元

9 肝炎四季飲食
定價200元

10 肥胖症四季飲食
定價200元

11 膽囊炎、膽石症四季飲食
定價200元

傳統民俗療法

1 神奇刀療法
定價200元

2 神奇拍打療法
定價200元

3 神奇拔罐療法
定價200元

4 神奇艾灸療法
定價200元

5 神奇貼敷療法
定價200元

6 神奇薰洗療法
定價200元

7 神奇耳穴療法
定價200元

8 神奇指針療法
定價200元

9 神奇藥酒療法
定價200元

10 神奇藥茶療法
定價200元

11 神奇推拿療法
定價200元

12 神奇止痛療法
定價200

13 神奇天然藥食物療法
定價200元

14 神奇新穴療法
定價200元

15 神奇小針刀療法
定價200元

16 神奇刮痧療法
定價200元

17 神奇氣功療法
定價200元

品冠文化出版社

休閒保健叢書

1
瘦身保健按摩術
定價200元

2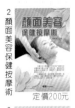
顏面美容保健按摩術
定價200元

3
足部保健按摩術
定價200元

4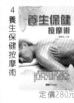
養生保健按摩術
定價280元

5
頭部穴道保健術
定價180元

6
健身醫療運動處方
定價230元

7
實用美容美體點穴術
定價350元

8
中外保健按摩技法全集+VCD
定價550元

9
中醫三補養生神補食補藥補
定價300元

10
運動創傷康復診療
定價550元

11
養生抗衰老指南
定價350元

12
創傷骨折救護與康復
定價220元

13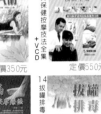
百病全息按摩療法+VCD
定價500元

14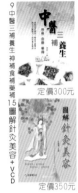
拔罐排毒一身輕+VCD
定價330元

15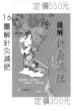
圖解針灸美容
定價350元

16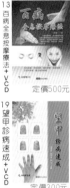
圖解針灸減肥
定價350元

17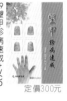
圖解推拿防治百病+VCD
定價350元

18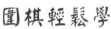
辨舌診病速成+VCD
定價330元

19
望甲診病速成+VCD
定價300元

圍棋輕鬆學

1 圍棋六日通
定價160元

7 中國名手名局賞析
定價300元

8 日韓名手名局賞析
定價330元

9 圍棋石室藏機
定價250元

10 圍棋不傳之道
定價250元

11 圍棋出藍秘譜
定價250元

12 圍棋敲山震虎
定價280元

13 圍棋送佛歸殿
定價280元

14 無師自通學圍棋
定價280元

15 圍棋手筋入門必做題
定價250元

象棋輕鬆學

1
象棋開局精要
定價280元

2
象棋中局薈萃
定價280元

3
象棋殘局精粹
定價280元

4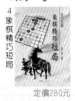
象棋精巧短局
定價280元

5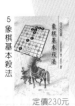
象棋基本殺法
定價230元

6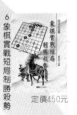
象棋實戰短局制勝殺勢
定價450元

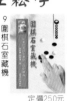
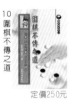

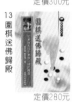
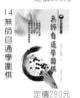

太極武術教學光碟

太極功夫扇
五十二式太極扇
演示：李德印 等
(2VCD)中國

夕陽美太極功夫扇
五十六式太極扇
演示：李德印 等
(2VCD)中國

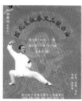

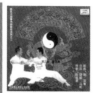

陳氏太極拳及其技擊法
演示：馬虹(10VCD)中國
陳氏太極拳勁道釋秘
拆拳講勁
演示：馬虹(8DVD)中國
推手技巧及功力訓練
演示：馬虹(4VCD)中國

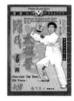
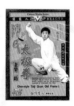
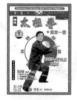

陳氏太極拳新架一路
演示：陳正雷(1DVD)中國
陳氏太極拳新架二路
演示：陳正雷(1DVD)中國
陳氏太極拳老架一路
演示：陳正雷(1DVD)中國
陳氏太極拳老架二路
演示：陳正雷(1DVD)中國
陳氏太極推手
演示：陳正雷(1DVD)中國
陳氏太極單刀·雙刀
演示：陳正雷(1DVD)中國

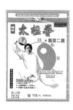
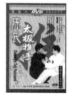
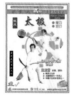

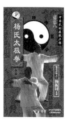

楊氏太極拳
演示：楊振鐸
(6VCD)中國

本公司還有其他武術光碟
歡迎來電詢問或至網站查詢
電話：02-28236031
網址：www.dah-jaan.com.tw

原版教學光碟

歡迎至本公司購買書籍

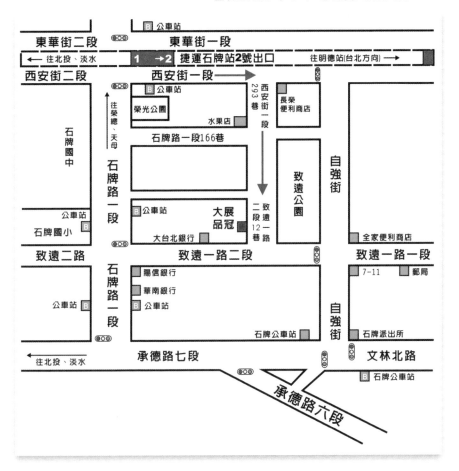

建議路線

1.搭乘捷運·公車

　　淡水線石牌站下車，由石牌捷運站２號出口出站(出站後靠右邊)，沿著捷運高架往台北方向走(往明德站方向)，其街名為西安街，約走100公尺(勿超過紅綠燈)，由西安街一段293巷進來(巷口有一公車站牌，站名為自強街口)，本公司位於致遠公園對面。搭公車者請於石牌站(石牌派出所)下車，走進自強街，遇致遠路口左轉，右手邊第一條巷子即為本社位置。

2.自行開車或騎車

　　由承德路接石牌路，看到陽信銀行右轉，此條即為致遠一路二段，在遇到自強街(紅綠燈)前的巷子(致遠公園)左轉，即可看到本公司招牌。

國家圖書館出版品預行編目資料

骨科手術進路歌訣／張元生　主編
　　　——初版，——臺北市，品冠，2011〔民 100 . 03〕
　　　面；21 公分 ——（熱門新知；14）
　　　ISBN　978 – 957 – 468 – 799 – 2（平裝）
1.骨科
416 . 6　　　　　　　　　　　　　　100000343

骨科手術進路歌訣

主　　編／張 元 生
發 行 人／蔡 孟 甫
出 版 者／品冠文化出版社
社　　址／台北市北投區（石牌）致遠一路 2 段 12 巷 1 號
電　　話／（02）28233123・28236031・28236033
傳　　眞／（02）28272069
郵政劃撥／19346241
網　　址／www.dah–jaan.com.tw
E – mail／service@dah–jaan.com.tw
承 印 者／弼聖彩色印刷有限公司
裝　　訂／建鑫裝訂有限公司
排 版 者／弘益電腦排版有限公司
初版 1 刷／2011 年（民 100 年）3 月

定　價／220 元

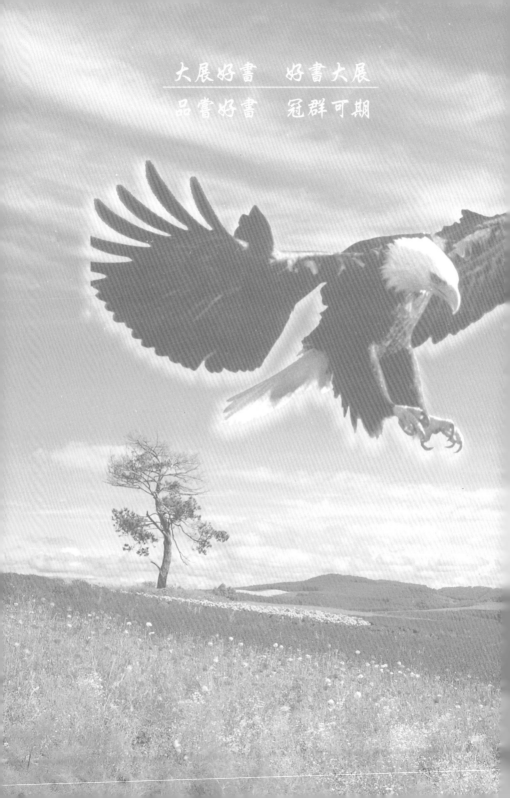

大展好書　好書大展
品嘗好書　冠群可期

大展好書　好書大展
品嘗好書　冠群可期